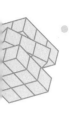

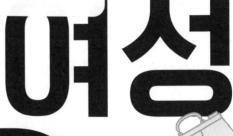

여성 ADHD

LOTTA BORG SKOGLUND 저자

박건호 역자

AD
HD

투명소녀에서
번아웃
여인으로

Adhd–från duktig flicka till utbränd kvinna

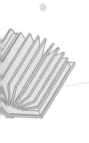
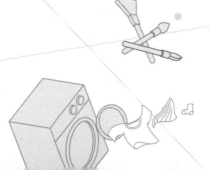
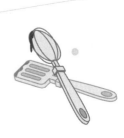

여성 ADHD-투명소녀에서 번아웃여인으로

첫째판 1쇄 인쇄 | 2023년 6월 30일
첫째판 1쇄 발행 | 2023년 7월 10일

지 은 이   Lotta Borg Skoglund
옮 긴 이   반건호
발 행 인   장주연
출 판 기 획   임경수
책 임 편 집   김지수
편집디자인   조원배
표지디자인   김재욱
발 행 처   군자출판사(주)
　　　　 등록 제4-139호(1991. 6. 24)
　　　　 본사 (10881) **파주출판단지** 경기도 파주시 회동길 338(서패동 474-1)
　　　　 전화 (031) 943-1888   팩스 (031) 955-9545
　　　　 홈페이지 | www.koonja.co.kr

ISBN 979-11-7068-026-0 (03510)

정가 15,000원

여성 ADHD

투명소녀에서
번아웃
여인으로

차례

"저는 평생 다른 이들과 같지 않다는 것을 알고 살았습니다. 여전히 다른 사람들이 제게 하는 말을 믿고 있답니다.

열심히 하면 해 낼 수 있다는 생각에 수도 없이 시도하고 포기하고 또 시작하곤 했습니다. 정상인처럼 되려고요. 남들은 다 해 내지 않나요? 저는 왜 이렇게 멍청하고 게으른지 모르겠어요. 왜 제때 일을 끝내지 못하는 걸까요? 실수하면 배우는게 있어야 하는거 아니에요? 아니, 전 게으르지 않아요. 저만큼 이렇게 노력하는 사람이 또 있을까요?

진단을 받고 적절한 치료를 받고 나서야 실패하지 않고 일을 끝낼 수 있으며, 피곤해도 슬프지 않다는 것을 비로소 깨달았어요. 가끔 멍 때리고 있어도 아무 문제 없는걸 알았어요.

이제 제가 멍청하지도, 게으르지도, 쓸모없지도 않다는 것을 알게 되었어요. 진단을 받으면서 제 자신을 깊이 사랑하게 되었고, 삶에 대해서도 겸손하게 되었습니다. 제 자신을 더 잘 챙길 수 있게 되었고, 더 나은 엄마, 친구, 배우자, 동료가 될 수 있었습니다.

참 이상하지요. 자신을 더 많이 챙길수록 다른 일을 할 수 있는 에너지가 더 커지니까 말이에요. 진단을 받았다고 해서 제가 새사람이 된 것은 아니에요. 여전히 스트레스나 불안 때문에 쉽게 자존감이 떨어지고 감정 기복이 생긴답니다. 차이가 있다면 더 이상 저를 두려워하거나 부끄러워하지 않는 것이지요.

악천후가 지날 때까지 배 안에서 제 할 일을 하면서 차분히 기다릴 수 있는 용기가 생겼어요. 잠잠해지기 시작하면 노를 젓기 시작합니다. 여러분에게 일어나는 일들이 왜 생기는지 알 수 있다면 감당하는 게 훨씬 수월해집니다. 그건 생물학적 원인에 의한 일이지 여러분

선택에 달린 게 아닙니다. ADHD 진단 덕분에 모두가 행복하게 되었습니다. 저를 포함해서 제 가족과 동료들, 그리고 이 사회 모두가 말이지요. 저는 이제 제가 맡은 일에 대해 책임을 질 수 있게 되었고, 더 풍요롭고 건강하고 당당하게 살아갈 겁니다."

52세 Lina의 말

추천사

ADHD라는 말을 들으면 사람들은 여전히 말썽꾸러기 남자아이를 떠올린다. 남자아이들은 남의 눈에 띌 정도로 동작이 큰 경우가 많다. 그러나 여자아이들이나 여성들은 표현 방식이 다르기 때문에 그들의 요구나 어려움은 간과되기 쉽다. 남자아이에 비해 여자아이나 뒤늦게 ADHD 진단을 받게 되는 경우가 종종 생기고, 이로 인해 때로는 심각한 후유증을 비롯해서 겪지 않아도 될 고통을 받는다. 이 책은 이러한 심각한 불평등 뒤에 숨은 현실에 초점을 맞춘다. 내가 이 책에 큰 관심을 갖는 이유이기도 하다.

이 책의 저자인 Lotta Borg Skoglund는 ADHD가 있는 여자아이나 여성의 삶에 대해 부족한 지식을 채워줄 것이다. 진단 기준과 증상 설명은 물론, 그 뒤에 숨은 이야기들을 사례를 통해 풀어나간다. 이 책의 강점 중 하나가 바로 여성들이 겪고 있는 어려움을 살아가는 이야기를 통해 쉽게 알려준다는 것이다. 도움과 지지가 필요한 부분을 인식하고 인정해 주는 것이 특히 중요하다.

겉으로 잘 지내는 것처럼 보이는 사람들 중 많은 사람들이 사실 속은 엉망이라 남들이 쉽게 해내는 일을 처리하는데 애를 먹을 때가 많다. 흔히 사람들은 무능함을 의지가 없는 것으로 해석한다. 그래서 도움을 청할 때 심각하게 받아들이지 않고, 이상한 사람이나 실패자라고 여긴다.

이 책에서는 ADHD에 대한 대중적 논쟁을 다루면서 ADHD의 창의성, 용기, 혁신성, 호기심, 남들이 볼 수 없는 것을 보는 능력같은 다양한 강점을 부각시키기도 한다. 어떤 이들은 ADHD를 슈퍼파워[1]라고 부르기도 한다. 하지만 이는 실제와 많이 다르다. 이 책은 하루하루 살아내는 게 전쟁인 여성들의 이야기를 담고 있다. 왜 모든게 그렇게 힘들고 복잡한지 이해하지 못하는 여성들의 이야기다.

다양한 상황에서 여자아이들과 여성들의 행동에 거는 기대가 여전히 쓸데없이 높다. 이미 남에게 인정받기 위해 노력하느라 과부하가 걸린 ADHD가 있는 여성들에게는 엄청난 압박이다. 남들은 쉽게 해내는 것을 해내지 못해 계속 스트레스를 받고 자존감도 바닥을 친다. 어른이 되면 직업을 갖고 가정을 꾸리는 스트레스가 따라온다. 많은 여성들이 결국 우울증이나 탈진증후군[2]으로 병가를 낸다. 안타깝지만 회복한 후에도 돌아가는 길은 너무 멀다.

ADHD로 인한 어려움에 대해 알리고 사회의 인식을 높이는 일이야말로 그들이 직면하고 있는 심각한 지지체계 부족을 개선하는데 매우 중요하다. ADHD가 있는 여성들의 건강, 학업 및 직장 생활 성과, 대인 관계, 생계에 미치는 부정적 결과와 싸우기 위해서는 지원이 필요하다.

간혹 의료 전문가들이 ADHD를 "정신장애 중에서 경량급[3]"이라

---

1) super power
2) burnout syndrome
3) lightweight psychiatry

고 말하는 것을 들은 적이 있다. 물론 중증도와 기능장애 수준은 개인차가 크다. 하지만 외부에서 보는 것과 달리 ADHD가 있는 많은 사람들이 다른 이들보다 더 힘들게 살고 있음을 명심해야 한다. 많은 연구결과들은, 일반인에 비해 ADHD 집단에서 건강지원의 필요성, 병가, 이혼, 기대 수명 단축, 자살 위험이 뚜렷하게 높아지고 있음을 보여준다.

물론 ADHD가 있는 사람마다 나름대로 잠재력을 가지고 있지만, ADHD에서 벗어나려면 현재 사회에서 제공하는 것보다 더 나은 조건이 필요하다. 즉, 학교에서는 개별화된 맞춤형 교육이, 병원에서는 진료 대기 시간 단축이, 직장에서는 적절한 시설을 갖춘 따뜻한 작업 환경이 필요하다.

이 책에서는 현재까지 밝혀진 ADHD의 뇌, 성별에 따른 차이와 중요성, ADHD와 함께 사는 것, 필요한 지원과 협의 사항을 꼼꼼히 제시하였다. 많은 여성들이 감내해야만 하는 험난한 현실을 들여다볼 수 있는 창구를 마련하는 한편, 자기효능감 향상과 효과적 치료에 대한 근거를 제시하면서 희망을 품게 해준다. 도움을 구하고 받아들인다면 삶의 대처기술을 향상시킬 수 있는 기회를 얻게 된다.

끝으로, 이 책에서는 ADHD 여성들의 미래를 제시한다. ADHD 환자들을 위한 우리 모임에서 바라는 것처럼 저자는, 우리 사회가 ADHD가 있는 소녀와 여성을 더 잘 이해하고 반응해주는 사회가 되기를 소망한다. 그런 점에서 이 책은 각 개인이 사회 규범에 맞추기 위해 압박 받지 않고 있는 그대로 받아들여지는, 편견이 덜한 사회를 만들어가는데 중요한 도구가 될 수 있다.

이 책이 ADHD를 가진 여성들, 그 가족들, 그들을 만나는 전문

가, 그리고 ADHD에 대해 알고 싶어하는 모든 이들에게 널리 알려
지기를 바란다.

Ann-Kristin Sandberg

스웨덴 국립 ADHD 환자 협회 회장

한국어판 저자서문

산 넘어 산

나는 신경발달장애가 있는 아이들과 성인 환자를 진료하는 정신과 전문의이며, 중독, 공존정신장애, 그리고 특히 ADHD를 다룬다. 또한 Karolinska Institute와 Uppsala 대학 정신과 부교수이기도 하다. 주 관심 연구 분야는 ADHD의 성호르몬, 중독, 정서 조절장애, 출산 관련 건강, 신경발달장애의 성 차이점 등이다. 나는 진료실에서 자신들의 삶을 꾸려나가기 위해 엄청나게 고군분투하는 많은 소녀들과 여성들을 만났다. 그들은 자기들의 총명함, 재능, 지혜, 끈기에도 불구하고 제대로 살아가기 어렵다고 호소한다. 안타깝게도 과학자나 건강서비스 기관에서는 ADHD가 있는 소녀나 여성들 그리고 그들이 직면한 여성만이 겪는 어려움에 대해 큰 관심을 보이지 않는다. 이 거대한 여성 집단에 대한 지식은 놀랄 만큼 빈약하다. 이 책은 그들을 위한 것이다.

원래 나는 특별히 여자아이들과 여성의 ADHD 연구를 종합한 책을 쓰고 싶었다. 그러나 생각보다 자료가 충분치 않다 보니 책이라기보다 매우 얇은 팜플렛 수준이 될 것임을 깨달았다. 문헌을 살펴본 후 여성 ADHD에 대한 자료가, 수영장으로 치면 다이빙할 만큼 충분히 깊지 않아서 거기 뛰어드는 것이 위험하다는 결론을 내렸다.

ADHD의 남녀 차이를 연구하는 것이 별 의미가 없다고 생각하는 연구자들이 대부분인데, ADHD 전문가이자 과학자인 내가 이런 점을 탐색해야 한다고 주장하는 이유는 무엇일까? 성별의 차이를 논하는 것이 왜 그렇게 중요한가? 성별이나 진단에 상관없이 치료해야 하는 게 아닐까? 물론 모든 사람이 개인차나 특성에 상관없이 치료 받는 게 이상적이다. 하지만 안타깝게도 실제로는 그렇지 않다. 더구나 좋든 싫든 남자와 여자 사이에는 실제로 엄연한 생물학적 차이가 있다.

그렇지만 모든 ADHD 환자들을 남성 관점에서 지원하고 치료하는 것이 적절한가? 그렇게 생각하지 않는다. 남녀의 신체와 뇌의 차이에 대한 기본 지식에 오류가 있다면 ADHD를 가진 사람들이 주어진 규범에 어떻게 적응할지 판단하는데도 영향을 미친다. 남자아이들에게 흔한 증상을 찾아 ADHD에 접근하면 여자아이들을 진단하지 못할 수 있다. 약물 처방과 복용량을 남자아이나 남성 기준으로 계산하기 때문에 여자아이와 젊은여성은 효과적인 치료법을 놓칠 수 있다.

ADHD는 남녀 모두에게 같은 질환이지만, 이 책에 실린 사례에서 보듯 질환은 다소 다르게 표현될 수 있다. 생물학적 차이뿐 아니라 우리 사회에서 남성과 여성에게 부여하는 기대치가 다른 점도 영향을 미친다.

비록 익명성 보장을 위해 사례별 개인정보와 세부 사항을 바꾸기는 했지만 책 속의 모든 여성과 여자아이들은 실제 인물들이다. 이 책에 인용된 모든 분들이 출판에 동의하였다. 많은 분들이 이 책에 소개된 자신들의 경험을 통해 다른 여성들과 여자아이들이 지지

받고 위로를 느끼기 바라며, 그들의 이야기를 나누라고 격려해주셨다. 그들에게서 우리는 많은 것을 배울 수 있다. 그들 모두 자신들의 ADHD와 그로 인한 어려움을 이겨내면서 자신만의 길을 찾아낸 사람들이다.

책 내용 중에 증거 기반 치료 매뉴얼처럼 이미 만들어진 해결책은 없다. ADHD에 대한 모든 것을 담고 있는 것도 아니다. 내 생각에는 기존 자료들에서 얻을 수 있는 팁과 요령들은 보완책일 뿐이다. 모든 사람에게 다 유용하지는 못하더라도 희망컨대 많은 사람들에게 영감과 지침을 제공할 수 있을 것이다.

최근 정신건강과 육아에 어려움을 겪는 사람들에게 "힘을 내라"는 언론의 압박이 훨씬 많아진 것으로 보인다. 이처럼 지나치게 단순한 압박은 ADHD나 일부 정신장애를 표적으로 하는 경향이 있다. 때로는 "현대인이라면 어떤 종류라도 정신건강 문제를 가지고 있지"라는 것처럼 들린다.

하지만 우리가 ADHD에 대해 이야기할 때는 어디서 떨어져 다쳤다거나 갑자기 힘든 일이 생겨서 고생하는 아이, 청소년 또는 어른에 대해 말하는 게 아니다. 주변 상황이 계속 장애물이 되는 전투의 연속인 인생 전반에 관한 것이다. 아예 진단을 받은 적이 없거나 또는 여러 가지 진단을 받은 적은 있지만 실제 핵심 문제를 제대로 짚어낸 것이 아니다.

완곡하게 표현한다고 해도 몇 시간, 몇 주, 또는 몇 년 동안 방향을 잘못 잡은 치료로 실수가 반복되고 있는 것이다. 이렇게 돈과 시간을 쓰면서 직감을 믿으라는 형편없는 제안 즉, 직감이 어떤 것인지도 모른 채 화가 나면 목소리를 높이거나 생각한 것을 말하라는 제안에 익숙해진 소녀들에 대한 이야기가 많다. ADHD가 아닌 사람의 머릿속에서 나온 충고를 들었거나, ADHD 모델에 대해 제대로 된 설명을 들은 적이 없는 사람에게 흔히 있는 일이다.

　많은 여성들과 여자아이들은 그들이 기억할 수 있는 한 오랫동안 머릿속을 끊임없이 어지럽히는 상처와 의심을 가지고 살아왔다. 어릴 때부터 '*나는 뭔가 잘 못 됐어*'라고 믿고 있다. 남들과 뭔가 다른 것 같기는 한데, 그 부끄러운 느낌이 뭔지 정확하게 알 수는 없었다. ADHD는 각기 다른 사람들한테서 수없이 다른 방식으로 나타난다. 그러므로 그들은 수많은 자기계발 프로그램과 선의의, 그러나 무지한 사람들의 주장처럼 은혜를 모르는 희생자로서 비틀거리는 삶을 살아왔다. 아마도 그들은 왜 내부 엔진이 멈추지 않는지, 혹은 그들의 뇌에 있는 평행선을 달리고 있는 모든 트랙들을 언제나 분류해 낼 수 있을지 궁금해한다. 또한 왜 그들이 원할 때, 그리고 중요한 일을 해야 할 때 엔진 시동이 걸리지 않는지 궁금해한다. 왜 과제를 시작해야 하는지, 왜 딴 길로 샜는지, 왜 다른 걸 시작했는지, 왜 중간쯤 해놓고 헤매고 있는지, 왜 거의 끝낸 일을 마무리하지 않은 채로 두었는지 스스로 생각하거나 자문해 볼 수 없는 이유가 뭘까? 매 순간 하던 일을 멈추고 남의 말을 듣는 것이 예의바른 행동이고 중요한 것인데, 그게 왜 그렇게 어려운지? 왜 항상 정신을 다른데 팔고 있는지? 많은 사람들은 자신들이 제대로 적응하지 못해서 쫓겨난 것이라고 느끼고, 궁극적으로 극단적이고 고통스러운 외로움을 경험한다.

　광범위한 연구와 오랜 임상 경험 덕분에 ADHD가 특정 뇌 기능의 성숙 과정이 심각하게 지연되고 있는 생물학적 상태임을 알게 되었다. ADHD 원인에 대해서도 완벽하지는 않지만 많은 것을 알게 되었다. 그런 점에서 볼 때 ADHD가 부주의한 행동에 대한 핑계로 사용되는 꾸며낸 진단이라는 주장은 놀랄만큼 무지하고 오만한 표현이다.

제대로 진단과 치료가 이뤄지지 못하면 개인과 사회에 큰 부담을 줄 수 있다는 연구가 늘고 있다. 하지만 잘못된 설명이나 치료는 대단히 위험할 수 있다. 최악의 시나리오는 부적절한 치료로 제대로 된 진단이나 회복이 지연될 수 있고, 심지어 어떤 치료는 증상을 키우기도 한다. 적절치 못한 치료가 반복되면서 위험한 후유증으로 이어질 수 있고, 환자가 가망 없는 사례라고 느끼게 만들 수도 있다.

어찌보면 흔한 진단인데 왜 그렇게 논란이 많은가? 왜 실패, 장애물, 곤경 등을 만나는 경우가 ADHD 때문임을 평생 깨우치지 못하는 걸까? 몇 가지 흔한 이유를 생각해 볼 수 있다. 우선, ADHD 자체가 사람마다 각각 수많은 형태로 나타난다는 점이 그러한 의문의 답이 될 수 있다. 둘째, 같은 사람의 삶에서도 시기에 따라 각기 다른 모습으로 증상이 나타날 수 있다. 셋째, 주변 인물들과 진단을 받은 사람조차 오늘은 가능했던 일이, 다음날은 안 될 수도 있다는 것을 이해하기가 너무 힘들다.

이제 우리는 ADHD가 사람들 모두 어느 정도는 경험할 수 있는 여러 영역의 특성을 보이는 진단임을 알게 되었다. 진단을 받은 사람들은 그러한 특성 때문에 기능장애와 정신건강 문제가 생긴다. 각 개인별 사례마다 유전 및 환경 인자들이 ADHD 발병에 복합요인으로 관련되어 있음도 알게 되었다. ADHD와 연결된 특성의 유전적 변이가 나타날 수 있고, 환경요인의 노출에 따라 개인별 위험이 늘어나거나 줄어들 수 있다. 진단에 꼭 필요한 또는 진단의 원인이 될 만한 특정 유전자는 없다. ADHD가 있는 사람과 없는 사람 사이에 질적으로 뚜렷하게 큰 차이가 있는 게 아니다.

ADHD 진단은 궁극적으로 다른 많은 정신과 진단과 마찬가지로 개인의 삶을 힘들게 만드는 수많은 증상, 소인, 행동을 기술하는 것이다. 여러분이 ADHD 환자인지 아닌지 알 수 있는 혈액검사, 엑스레이, 또는 다른 신체 관련 검사는 없다. ADHD는 주의력과 과잉행동/충동성의 두 가지 영역에서 문제가 발생한다. 아이를 ADHD로 진단 내리기 위해서는 한 가지 영역 또는 두 가지 영역 모두에서 각각 아홉 가지 기준 중에 최소 6가지를 충족해야 한다. 이렇듯 18개의 진단기준은 수학적으로 43,809,085,760개의 다른 조합으로 나타날 수 있기 때문에, ADHD는 개인마다 독특한 형태로 나타날 수 있다. 따라서 누군가 ADHD가 있다고 해도 내가 아는 것은 극히 일부일 뿐이다.

이 책에서 나는 ADHD 진단기준 외에 여자아이 또는 성인 여성이 삶의 각기 다른 단계에서 ADHD로 살아가는 것이 어떤 것인지 기술하였다. ADHD가 있으면 뇌가 어떻게 기능하는지 과학적 연구를 바탕으로 기술하였다. 또한 ADHD의 밝혀지지 않은 원인에 대해서, 특히 여자아이와 여성에서 어떻게 나타나는지, 어떤 경험을 하는가에 초점을 두고 일반인 눈높이에 맞춰서 설명하였다. 나는 최대한 최신 지견을 바탕으로 이 책을 썼다[1]. 때때로 ADHD의 뇌의 비밀에 대한 수수께끼를 풀었다고 느낄 때도 있지만, 여전히 갈 길이 멀다. 아

---

1) 한국에서 반건호교수가 이 책을 번역한다고 하여 2019년 스웨덴에서 출간된 초판에 없는 내용들을 추가하였다.

직 우리는 뇌가 어떻게 작동되는지, 그리고 제대로 작동하지 못할 때 무슨 일이 생기는지 정확하게 알지 못한다.

ADHD에 대해 더 깊이 알고 싶은 독자들을 위해 책 말미에 추천 문헌이나 참고문헌을 제시하였다. 특히 Susan Young은 평생에 걸친 여성 ADHD의 조기 발견과 치료에 대한 전문가 집단의 의견을 모은 자료를 출간하였다. 2020년 출간된 이 종설은 여성 ADHD의 생애 전반에 걸친 전문가 집단의 의견을 종합한 것으로, 여성 환자들의 문제를 이해하는 데 훌륭한 지침서가 될 것이다.

Lotta Borg Skoglund, MD, PhD

제 1 장

배경

사회 구조

ADHD에 대한 이해와 인식이 늘어나면서 더 많은 사람들, 특히 성인 여성들의 진단이 많아진다. 왜 그럴까? 나이든 여성들 사이에서 ADHD가 유행인가? ADHD를 바라보는 관점이 성별에 따라 왜곡된 것인가? 성별에 따라 표현 방식에 차이가 있을 수 있음을 이전에는 무시해왔던 것은 아닌가?

안타깝게도, 아직도 많은 사람들은 학교, 가정, 또는 여가활동 시간에 남녀 아이들의 행동에 대한 기대치가 다르다. 남녀 성별에 따라 정상적이라든가 그럴 수 있다고 여겨지는 기준도 다르다. 할머니가 손주들 생일을 까먹는 것은 문제지만, 할아버지가 손주들 생일 까먹는 것에 대해서는 관대한 편이다. 엄마가 도시락 싸주는 건 당연한 일이라 생각하여 야외 체험학습 때 도시락을 못 챙겨주면 화를 내지만, 아빠가 체육복을 잘못 챙겨주었을 때는 아빠가 그런 일에 신경써

준 것 자체가 멋진 일이라고 생각한다. 남녀 차이에 대한 지식이 부족하다보니 생기는 문제들은 또 있다. 현재 사용되고 있는 진단 도구들이 성별 차이가 문화 차이에 따라 어떻게 달라지는지, 또한 개인의 주변환경에 따라 어떻게 증상이 나타나고 다르게 해석되는지 길잡이 역할을 제대로 해낼 수 있을지 의문이다.

이런 결과들은 아마도 연구에 참여한 아이들이 대부분 유럽과 미국의 남자아이였기 때문이 아닐까? 또는 어른들이 정상에서 벗어난 여자아이들에 대해서는 가벼운 문제 정도로만 여기기 때문은 아닐까?

1999년 스웨덴 고텐버그[1]의 저명한 연구자인 Svenny Kopp와 Christopher Gillberg 교수는 '여자아이 기획연구[2]'를 시작하였다. ADHD를 포함한 여러 가지 신경발달장애를 가진 3-18세 여자아이들을 수년간 추적관찰하였다. 연구결과, 부모가 딸의 문제를 일찍 인지했더라도 대다수는 학교에 들어간 뒤에도 ADHD로 진단받지 못했다. 부모가 처음으로 도움을 요청한 뒤 오랜 시간이 흐른 뒤에야 ADHD 여성과 소녀들이 겪는 어려움에 대해 제대로 된 진단을 받고 정확한 설명을 들을 수 있었다.

이 여자아이들의 경우 증상이 명백하지 않았더라도 ADHD로 인한 고통과 어려움은 남자애들보다 덜하지 않았다. 그들은 몇 가지 다른 정신과 진단을 받았고, 상당수는 심각한 장애가 있었다. 서글픈 사실은 여자아이들은 남자애들보다 관심을 덜 받았으며, 교사들도 신경을 덜

---

1) Gothenburg
2) Flickprojektet, The Girl Project

써주었다는 것이다. 그러다 보니 학습장애가 심하고, 정신사회적 갈등
이 많고, 공존정신장애가 있는 ADHD 여학생들의 경우, 정도가 남자
애들과 비슷함에도 불구하고 도움을 더 적게 받는 일이 생긴다.

여자아이와 여성의 ADHD가 간과되고 그들의 어려움을 제대로
설명하지 못하는 또다른 중요한 이유는, 남녀라는 성별 집단 차원에
서 볼 때 여자아이들의 과잉행동이 남자아이 위주로 형성된 ADHD
고정관념에 맞지 않기 때문이다. ADHD가 있는 남자아이는 '방해가
되는' 소년으로 보일 수 있는 반면, 여자애들은 대조적으로 수줍고,
속에 담아두고, 억지로 따라오는 아이들로 인식될 수 있다. 자신들의
어려움을 감추려는 끊임없는 발버둥은 역설적으로 여성이 올바른 진
단을 받는데 방해가 될 수 있다. 주변 사람들은 여자아이의 ADHD
증상 행동을 ADHD에서 예상되는 부산스럽고 충동적인 행동으로
보는게 아니고 단지 부지런해지려고 노력하는 행동으로 여긴다.

많은 소녀와 여성들은 어릴 때부터 남들과 달랐다고 말한다. 때
로는 도움을 구하기도 하고, 종종 사회가 자기에게 기대하는 것에 부
응하기 위해 혼신의 노력을 기울인다. 정상처럼 보이려고 부족한 감
정을 자신의 내부로 돌리고, 그 결과 수치심과 죄책감을 갖게 된다.
학교 생활에서 크게 소란을 피우지 않는다면 도움을 받으라거나 치
료를 받으라는 조언을 듣지 못할 수도 있다. 남학생이나 여학생 모두
진단을 받지 못하거나 제대로 된 설명을 듣지 못하면 해가 갈수록 학
교에서 낙제, 정서적 문제 경험, 또래관계 어려움, 부족함과 고립감
같은 위험이 높아진다. 주목할 만한 점은, 지능이 아주 높은 여성은
ADHD로 인식되거나 진단받는 게 더 늦어질 수 있다는 것이다.

ADHD 관련 연구 중에 학업실패와 외현화행동/충동성 사이의

특정 유형을 조사한 연구가 있다. ADHD에서 흔히 나타나는 증상이지만 여학생들에서는 덜 두드러지는 결과를 보였다. 독자적으로 진행해야 할 학문의 난이도가 올라가며 독립적 학습의 필요성이 커지기 전까지는 여학생들은 스스로 공부하려고 노력하기 때문이다. 이전의 전략들이 어려움을 대처하는데 더 이상 효율적이지 않게 되면, 불안, 우울, 섭식문제, 자해 등의 내현화 증상으로 인해 도움을 구할 가능성이 생긴다. 집단적 차원에서 여자아이들이 남자아이들보다 정신사회적 성숙이 일찍 시작하기 때문에, 또래 남자아이들보다 또래 여자아이들과 비교하는 것이 더욱 중요하다.

　오늘날 ADHD 증상이 세월이 흐르면 사그라드는게 아니라는 것을 알게 되었다. ADHD가 있는 아이들 중 50-75%는 어른이 되어도 증상이 남고, 평생 간다는 연구도 있다. 어릴 때는 ADHD로 진단받은 남자아이가 여자아이에 비해 월등하게 많지만, 성인의 경우 남녀 유병률이 비슷하다.

생물학

　모든 인간은 평등하며 동등하게 대접받아야 한다. 하지만 남성과 여성 사이에 중요한 차이가 있음은 분명하다. 생물학적으로 남녀의 신체 조건과 신체 기관의 생리가 다르다. 뇌도 예외는 아니다. 여성의 뇌가 남성보다 크기가 작지만, 이러한 성별 차이가 어떻게 발생하고, 그러한 차이로 인해 어떤 생각을 하고, 무슨 영향이 있는지 알아야 한다.

　수정되는 순간 난자의 세포막을 뚫고 들어온 정자가 운반한 행운의 X 또는 Y 염색체에 의해 생물학적 성이 결정된다. 수정 직후부터 여성 또는 남성 배아가 자라면서 각기 다른 신체 장기들로 분화되는 여러 집단의 세포를 조직한다. 그중에 여성 생식기와 남성 생식기의 초기 단계도 있다. 남성의 Y 염색체는 남성 배아의 생식기에 영향을 미치는 테스토스테론 호르몬을 만들어내는 단백물질을 생산한다. Y 염색체가 없이 두 개의 X 염색체를 갖는 여성 배아의 경우, 에스트로겐을 생산하는 난포세포[3]로 발달하며, 이는 난자, 자궁, 기타 여성 생식기 형성에 기여한다.

두 개의 성호르몬, 테스토스테론과 에스트로겐은 배아기, 아동기, 성인기까지 신체와 각 기관의 형성과 기능에 큰 영향을 미치고, 그에 따라 인간의 삶을 좌우한다. 즉, 테스토스테론 호르몬이 없으면 인체는 자연스럽게 여성의 성을 따른다.

훗날 신경계 구조의 발달은 성이 결정되고 나면, 두 가지 주요 호르몬 중 어떤 것이 활성화되는지에 따라 영향을 받는다. 여자아이의 경우 호르몬 생성을 활성화하기 위해 뇌하수체로부터 신호를 받는 사춘기까지는 난소가 휴식을 취하게 된다. 이처럼 호르몬 활동에 따라 남녀의 뇌는 차이가 생긴다. 남성의 뇌는 여성의 뇌보다 약 10% 정도 크다. 하지만 뇌의 크기는 중요하지 않다. 오늘날 남녀간 질병 행동이나 경향이 다른 이유가 성별에 따른 뇌의 크기 차이 때문이라고 생각하지 않는다. 반면 남녀별 진단 차원에서 성별 간 뇌 내부의 연결망과 뇌 부위별 연결 면에서는 구조적 차이가 있다.

이러한 구조적 차이 중 일부는 좌우 반구 및 그 기능의 다양성과 관련있다. 예를 들어, 남성은 각 반구 내에서 더 많은 연결(각 반구의

---

3) follicle cells

뒷부분과 앞부분의 연결)을 가지고 있는 반면, 여성은 좌우 반구 사이의 연결이 더 강한 편이다. 일반적으로 발달 초기부터 남성의 뇌는 공간정보 처리 능력이 뛰어나다. 이로 인해 남학생들이 각기 다른 감각 자극을 통합하여 그들의 동작을 예측하고 조율함에 있어 여학생들보다 더 나은 것처럼 보이는 경우가 종종 있다. 한편 뇌반구 사이의 수많은 연결고리 덕분에 발생 초기부터 소녀들은 복잡한 상황을 총체적으로 더 잘 이해하고 처리한다. 즉, 사회적 상황에 따라 행동을 조율하는 능력을 말한다. 평균적으로, 소녀들과 여성들은 언어, 어학 또는 사회적 기술을 포함하는 일을 더 잘한다. 이렇게 어릴 때부터 진행되는 사회성 기술의 성숙이 때때로 그리고 꽤 역설적으로 ADHD가 있는 여자아이들을 알아차리지 못하고 지나치게 되는 이유를 설명할 수 있는 요인 중 하나가 된다. 여자아이들은 사회에서 자신들에 대해 어떤 식으로 행동하기를 기대하는지 더 잘 이해하고 적응하기 때문이다.

요약하면, 남성과 여성의 뇌 사이에는 구조와 작동 측면에서 중요한 차이가 있다. 물론 특정 뇌가 특정 방식으로만 작동할 것이라고 규정할 수는 없다. 다만, 명심해야 할 것은 각 개인에 따라 성별과 관계없이 남녀별 집단 차이를 크게 뛰어넘는 경우가 있을 수 있다는 점이다. 예를 들어 여자아이들 중에 축구, 파르쿠르[4], 수학 등에 재능이 있는 경우가 있다. 물론 어린 시절에 사회적 발달이 뛰어나서 전형적인 ADHD 증상이 눈에 띄지 않는 남자아이들도 많다. 주어진 상황에

---

4) Parkour. 프랑스의 Davis Belle이 리스 지방에서 시작한 점프, 달리기, 벽 타고 넘기 등을 조합한 화려한 운동기술

서 인간 행동을 특징짓는 복잡한 심리 작용은 개인의 생물학적 조건, 이전 경험, 사회적 기대, 문화적 영향, 그리고 그 외의 현재 우리 지식 으로 이해하거나 측정할 수 있는 것보다 훨씬 더 많은 것의 조합이다. 이 매력적인 영역에 대한 철저하고 훌륭한 자료를 원한다면, 마르쿠 스 하일리히 교수의 저서 "Hon, han och hjärnan: Natur & Kultur"를 추천한다.[5]

역사 속 뒤안길의 ADHD

미디어에서 ADHD에 대한 이야기를 접하면서 이 진단이 최근 들어 생겨난 현상이고, 누구나 한 번쯤 경험하는 문제라는 인상을 받을 수 있다. 이 책의 메시지는 바로 이 부분에 초점을 두고 있다. ADHD는 과학적 근거가 있는 병이며, 신중하고 철저한 평가를 거 쳐야 정확한 진단을 내릴 수 있다. 더 중요한 것은, ADHD를 진단받 은 많은 이들이 평생 문제를 안고 간다는 사실이다. 이어지는 역사 이야기에서 볼 수 있듯이 이 진단이 오늘날 억지로 지어낸 것이 아님 을 강조하는 바이다.

"윙윙거리는 파리, 그림자, 소리, 기억, 모든게 주의를 다른 생각 으로 이끈다. 수많은 주제들에 대해 상상하며 즐거워한다."

-멜키오르 아담 바이카르트[6]-

---

5) Marcus Heilig, "여자, 남자, 그리고 뇌"
6) Melchior Adam Weikard

1775년 독일 의학서에 실린 이 내용은 *주의력 결함*[7]으로 불린 정신상태를 말한다. 내가 알기로 이 내용은 오늘날 우리가 ADHD라고 부르는 상태를 기술한 최초의 의학문헌이다. 독일의 의사이며 철학자인 바이카르트는 "불안한 어린 시절은 신경을 부드럽고 연약하게 만들 수 있으며, 이는 주의 지속을 유지하는 능력에 결함이 생기게 할 수 있다"라고 하였다.

아이를 어두운 곳에 격리 시키기, 냉수 목욕, 우유나 산 혹은 향신료 먹이기 등과 같은 비윤리적이고 우스꽝스러운 치료법 외에도 바이카르트는 최신 연구 결과와 일치하는 새로운 치료를 제안하였다. 예를 들면, 체조나 승마 같은 운동을 권했다. 그런 활동이 종종 그런 아이들을 좀 더 차분하게 만들고 잘 집중하도록 할 수 있다는 생각 때문이었다.

곧이어 1798년, 알렉산더 크리흐톤[8]박사는 날 때부터 다른 정신과적 그리고 신체적 문제를 갖고 있는 아이들과 젊은이들 사이에서 주의력 관련 문제를 언급하였다. 이 또한 ADHD가 있는 경우, 공존장애나 발달문제와 관련된 어려움이 생길 수 있다는 오늘날 견해와 일치한다. 아이의 행동문제를 도덕적 차원에 더 비중을 두던 당시 그의 동료들과 달리, 크리흐톤은 ADHD의 기본 증상과 장애를 기술하였고, 이는 현재 진단 기준과 거의 일치한다.

ADHD에 대해 가장 잘 알려지고 가장 많이 인용되는 역사적 사실은 스코틀랜드 태생이며 영국 최초의 소아과학 교수인 죠지 프레

---

7) attentio volubilis
8) Alexander Crichton

드릭 스틸경[9]이 1902년 영국 왕립의사협회에서 발표한 3연작 강의 [10]이다. 이 강의는 주의집중력과 자기 조절 문제가 심각한 43명의 아이들에 대한 이야기이다. 스틸경은 이 아이들이 '지나치게 활동적이고, 공격적이고, 사람을 괴롭히고, 규칙을 어기고, 과하게 감정적이고 열정적'이라고 기술하였다. 스틸경에 따르면 아이들은 '억제 의지 결함'이 있으며, 생물학적 원인임을 시사하였다. 원하는 것을 즉각 충족하려는 것도 이 아이들의 중요한 특성이었고, "정상 지능에도 불구하고 자기 행동의 결과를 통해 배우지 못하는 것처럼 보였다".

ADHD 또는 ADD? 두 가지 다른 진단 편람

수년에 걸쳐 ADHD와 ADD[11]에 대한 설명은 임상 경험과 연구 진행에 따라 변해왔다. 새로운 지식과 이해가 축적되고 여러 교과서에 반영되면서 의사들이 질병과 진단을 체계화하는데 도움이 되었다. 진단 체계 구축은 지속적 지식 발전, 올바른 치료 제공, 그리고 같은 의학 영역에서 환자의 다른 장애에 대해 공통 언어 사용 등을 확실하게 해주는 데 있어서 중요하다.

두 개의 진단 체계가 1950년대 이후 사용되고 있다. 즉, 세계보건기구의 국제 질병 및 관련 건강문제의 통계 조약(ICD)[12]과 미국정신

---

9) Sir George Frederic Still
10) *Goulstonian lectures*, 1639년부터 해마다 the Royal College of Physicians 모임에서 하는 강연
11) attention deficit disorder
12) World Health Organization(WHO), International Classification of Diseases(ICD)

과학회의 정신장애 진단 및 통계 규범(DSM)[13]이다. 이 두 가지 체계는 수평선을 달리고 있으며, 과거에는 서로 일관된 흐름을 공유하고 있었다. 그러나 2013년 출간된 DSM-5는 ICD-10[14]과 비교할 때 몇 가지 중요한 진단이 추가되었고, 내용의 변화가 있었다. 정신장애 진단에 관해 몇 가지 차이점이 있으며, 이러한 실용적 결과는 책 후반부에서 다룰 예정이다.

세월이 흐르는 동안 증상과 장애를 더 잘 이해하게 되면서 ADHD 진단 분류도 변했다. 1980년 DSM-III에서는 '주의력결핍장애(ADD)[15]'로 명명되었고, 당시에는 '과잉행동이 있는 또는 없는' ADD로 분류하였다. 1987년 DSM-III-R에서 '주의력결핍/과잉행동장애(ADHD)[16]'가 처음으로 등장했다. 1994년 DSM-IV에서 처음으로 ADHD의 세 가지 하위유형을 소개하였다. 주의산만 유형, 과잉행동/충동성 유형, 그리고 이들이 모두 나타나는 복합 유형이다.

미국에서 ADHD에 대해 다른 명칭을 논의하는 동안 스웨덴 정신과의사들은 주의지속시간과 집중력의 어려움을 생물학적으로 설명할 수 있는가에 대해 고민하기 시작했다. '미세뇌기능장애(MBD)[17]'의 뿌리는 1970년대 스웨덴이다. 스웨덴 정신과의사들 사이에서 의견이 분분하였으나, 스웨덴 고텐버그의 Christopher Gill-

---

13) American Psychiatric Association(APA), Diagnostic and Statistical Manual of Mental Disorders(DSM)
14) ICD-10은 1990-2021년 기간 사용되었고, 2022년 1월부터는 ICD-11이 실용화 되었음
15) attention deficit disorder
16) attention-deficit/hyperactivity disorder
17) minimal brain dysfunction

berg 교수 휘하의 저명한 연구진들은 이런 문제가 있는 아동들이 집중력, 충동성, 과잉행동뿐 아니라 운동 기술 및 협응과 감각 지각에도 어려움을 겪는다는 것을 일찍부터 인지하였다. 그에 따라 1981년 '주의력, 운동 조절 및 지각 결함(DAMP)[18]'이라는 용어가 도입되었다. 이는 부주의와 과잉행동 증상 외 운동 능력과 감각 경험(즉, 지각)의 변형을 포함한다. 비록 오늘날 DAMP가 주로 젊은이들 사이에서 혐오스러운 상대에 대한 욕설로 사용되고 있기는 하지만, 그 용어 자체는 현재 ADHD 진단에 포함된 것보다 ADHD가 있는 당사자들이 스스로 문제라고 생각하는 것을 훨씬 더 잘 표현하고 있다.

　수년간 ADHD와 ADD 사이의 경계는 유동적이었다. 예를 들어, DSM-III에서는 충동성을 부주의 증상의 일부로 여겼지만, DSM-IV에서는 과잉행동 증상에 포함하였다. 많은 과학자들과 경험 많은 의사들은 종종 ADHD와 ADD 사이를 구분하는데 너무 많은 의미를 부여할 필요가 없다고 생각한다.

　ADHD 증상은 일생 동안 같은 사람 안에서도 많은 변화를 보일 수 있으며, 나이가 들면서 과잉행동과 충동성이 감소하는 것이 보통이다. 성인 여성이 회의실 가구 위에 기어올라가거나 격렬한 논쟁 중에 상대방과 육탄전을 벌이는 일은 거의 볼 수 없는 것과 마찬가지다. 그렇다고 해서 ADHD 증상이 없어졌거나, ADHD에서 ADD로 넘어갔다는 의미는 아니다. 대신 그 과잉행동은 몸 속에 "재배치"되면서 끊임없이 존재하는 불안과 걱정으로 나타난다.

　여자아이와 남자아이의 ADHD 유병률 차이는 어떤 유형의 연구

---

18) Deficit in Attention, Motor control and Perception

인가에 따라 다를 것으로 예상된다. 예를 들면, 일반인 대상 연구보다 정신과 병의원에서 진행되는 연구에서 남녀 차이를 더 많이 발견한다. 주변 사람들이 ADHD를 의심할 정도가 되려면 남자아이들보다 여자아이들은 더 큰 문제를 보여야 하기 때문이다. ADHD로 평가를 받으러 병의원에 가는 남학생은 'ADHD가 있을 것 같은 보통 소년'이지만, 여학생의 경우 'ADHD가 있을 것 같은 보통 소녀'가 아니라 상당한 어려움을 겪는 이른바 '심상치 않은 ADHD 소녀'들이어야 하기 때문이다.

몇몇 다른 소규모 연구 결과를 병합한 메타분석 연구에서 ADHD로 진단받은 소녀들은 소년들 보다 과활동성이 덜 하다고 주장한다. 그러나 여성 전체가 남성 전체보다 과잉행동 증상이 덜하다는 사실이, 모든 소녀들은 ADD고 소년들은 ADHD라는 의미는 아니다. 가장 중요한 것은 연구 설계나 유형에 상관없이 남녀 비교 시 장애로 인해 받는 고통과 경험했던 어려움 사이에는 결정적 차이가 없다는 점이다.

2013년 출간된 DSM-5의 ADHD 진단기준은 다양한 삶의 단계에서 나타나는 증상을 더 잘 설명할 수 있도록 수정되었다. 진단기준 내용은 바뀌지 않았지만, 18세 이상의 청소년과 성인은 두 가지 증상 영역 중 최소 한 가지 영역에서 진단기준 여섯 개 대신 다섯 개 이상만 충족하면 된다. 소아기 증상 존재 유무도 7세에서 12세 이전으로 달라졌다. 또다른 중요한 변화는 같은 사람에게 ADHD와 자폐스펙트럼장애를 모두 진단할 수 없었으나, 이제는 같은 사람에서 동시에 진단할 수 있게 되었고 꽤 흔히 볼 수 있다. 특히 DSM-5에서는 다른 하위 유형에 집중하기보다는 일상 생활에서 느끼는 어려움을 나타내는 표현에 더 관심을 갖는다. 이러한 여러 가지 신경인지적 표식에 대해 이 책 속에서 자주 다루게 될 것이다.

ADHD는 얼마나 많을까?

ADHD와 비슷한 특성이나 경향이 일반인에게도 나타날 수 있기 때문에 ADHD 진단은 질적 측면보다 양적 측면에서 접근하는 경우가 대부분이다. ADHD 기준을 충족시킬 정도로 집중력, 과잉행동, 충동성에서 상당한 어려움을 겪고 있는 아이들은 세계적으로 5-9%에 해당한다. 성인에서는 2% 정도가 해당된다. 하지만 일부 국가나 지역의 유병률이 더 높다. 이러한 현상이 생기는 이유에 대해 몇 가지 가능성을 생각해 볼 수 있다.

먼저, 진료실을 찾아오는 환자들의 속성에 따라서 유병률이 달라진다. 다른 의사가 일차 진료 후 의뢰하는 경우 또는 스스로 정신증상을 인지하고 찾아오는 경우는 일반인구 집단에 비해 ADHD 진단을 받을 가능성이 높아진다. ADHD에서 흔히 동반되는 공존정신장애 문제로 병원을 찾았다가 ADHD 진단을 받기도 한다. 그러므로 유병률 연구 설정이 어떤 상황인지를 아는 것이 중요하다.

특정 국가에서 ADHD 진단률이 더 높은 이유로 진단 매뉴얼 차이를 들 수 있다. 예를 들어, 유럽에서 주로 사용되는 ICD 진단기준을 적용하면 미국에서 주로 사용하는 DSM에 비해 진단률이 낮아진다. DSM 체계는 더 많은 사람들이 진단 기준을 충족시키는 방식으로 설계하였기 때문이다.

지역에 따른 유병률 차이의 또 다른 이유 중 하나는 신경발달장애가 주변 환경과 상관없이 독립적으로 생기는 병이 아니기 때문이다. 누군가 ADHD가 있다면 개인특성, 외부 환경, 문화적 기대치, 주거 수준 등에 따라 장해가 다양하게 나타난다. 진단 과정 자체도 진단율에 영향을 미친다. 순전히 자기보고검사와 선별검사에 의존하면 '위양성' 수가 늘어난다. 이러한 도구는 특정 영역에서 문제가 의심되는 모든 사람을 수집하도록 설계되었기 때문이다. 선별검사에서 양성인 경우 상당수는 다른 이유가 있을 수 있다. 과잉행동, 주의력저하, 충동성 모두 다른 원인이나 상황에 따라 유발될 수 있다. 충동성 정도는 개인마다 다를 수 있고, 집중력은 상황에 따라 달라질 수 있기 때문이다. 시간이 지나도 문제가 심각하게 지속되고 다양한 환경에서 문제를 보일 때 ADHD 진단을 고려한다.

ADHD 진단이 꽤 흔하다는 두려움이 확산되고 있지만 과학적 근거는 별로 없다. 최근 연구들은 ADHD 진단 증가가 환자 발생 증가를 의미하기보다는 환자들이 겪는 어려움을 더 잘 감지하기 때문이라고 보고한다. 특히 여성 중에는 여전히 발견되지 않은 사례들이 많다. 내가 발표 준비 중인 자료에 따르면 같은 연령대 남자아이들에 비해 여자아이들은 정확한 ADHD 진단을 받는데 5년 이상 더 시간이 걸린다. 그 세월 동안 환자나 주변인들은 끝없이 고통에 시달린다.

ADHD란?

ADHD는 정신의학 진단 범주 중 신경발달장애[19]에 속한다. '신

---

19) neurodevelopmental disorders

경'이라는 용어는 원래 신경학 체계와 질병에 특화된 의사들이 기술하고 치료하는 상태로부터 유래되었다. 예를 들면, 뇌전증, 선천성 뇌 기형, 뇌성마비, 또는 다른 유전적 돌연변이 같은 여러 가지 유형의 신경 질환을 가진 아이들에게서 종종 문제 행동이 나타나는 것을 관찰할 수 있었다. 오랫동안 ADHD는 어린 시절에만 발생하는 병이라고 알려져 있었다. 성인들을 치료하는 정신과 의사들은 ADHD가 있는 아이들이 크면 더 이상 문제를 찾아내거나 진단할 수 있는 훈련을 받지 않았다.

이 책은 소녀와 여성을 대상으로 한 ADHD 진단 기준 외의 것들을 논의하고자 하지만, 먼저 정신과의사들이 ADHD 진단을 내릴 때 혹은 진단을 붙이지 않을 때 각각 어떻게 생각하는지 간략하게 정리하고자 한다.

ADHD 진단을 위해서는 "주의력 및/또는 충동성/과잉행동에 대한 지속적 어려움"이라는 진단 기준이 필요하다. 이러한 증상들은 여러 생활 영역에 걸쳐 어려움과 고통을 야기해야 하며 12세 이전에 발생해야 한다. 그래서 일부 주장처럼 ADHD 진단이 쉬운 일이 아니다.

진단 과정에서 의료진은 주의력 유지, 충동 조절, 활동 수준 조절에 문제를 일으킬 만한 증거, 경험, 행동, 상황, 장해 등을 면밀히 탐색한다. 사람들은 자신이 위험에 처했거나 불안감을 느끼게 되면 집중하기, 장기적으로 생각하기, 계획 수립, 자기 정리에 어려움을 겪는다. 따라서 앞서 말한 어려움들이 정신장애보다 위기 상황이나 다른 신체 질병과 연관될 가능성은 없는지 확인하는 것이 중요하다.

오늘날 소녀들과 여성들 진단이 더 수월해지면서 많은 이들이 겉도는 경험, 소외감, 불안감, 사회 생활의 어려움, 평생을 따라다닌 정신장애 등에 대해 처음으로 명확한 설명을 듣게 된다. 제대로 진단이나 치료를 받지 못한 ADHD 환자는 종종 개인적 고통, 사적 관계의 어려움, 학교나 직업에서 문제를 야기한다. 이는 자신, 가족, 친구 그리고 사회에 큰 경제적 부담으로 이어진다. ADHD를 앓고 있는 사람은 신체질환과 정신장애 위험이 높아진다. 이들은 중독과 약물 및 알코올 남용의 피해자가 될 위험이 더 높다. 일부는 범죄와 심각한 중독으로 이어질 수 있는데, 이는 치료가 매우 어렵다.

현재 알려진 바로는 이 논란의 여지가 있는 진단 기준에 충족하는 사람들은 ADHD가 없는 사람들보다 평균 수명이 10년 정도 더 짧다. 그러므로 ADHD를 앓고 지나가는 병이나 슈퍼파워 정도로 이야기하는 것은 단순히 품위 손상 내지 모욕적일 뿐 아니라, 사실과도 매우 동떨어진 것이다. ADHD는 대수롭지 않게 넘길 수 있는 문제가 아니다.

하지만 소개 과정에서 너무 낙담하지 않게, 그리고 희망을 주기 위해 다음과 같은 부분을 알려드리고자 한다. 조기 진단과 치료를 받지 않으면 발생할 수 있는 피해와, ADHD를 앓고 있는 사람들을 황폐하게 할 수 있는 많은 최악의 경우를 조기 진단과 적절한 노력으로 예방할 수 있다. 오늘날 부정적 결과와 고통을 피하기 위해 ADHD를 어떻게 검사하고 진단하고 치료할지에 대한 강력한 국제 공동 연구와 교류가 이루어지고 있다.

ADHD라는 용어 자체가 아마도 평생 지속되고 종종 생명을 위협하는 장애로 심각하게 받아들여지지 못하는 이유가 되기도 한다. '주의력결핍 과잉행동장애'라는 진단명은 실제로 꽤 오해의 소지가 있다. 그냥 정신 차리고 또는 커피 한 잔 따라 마시고 정신 차리면 되

는 문제 정도로 들리지 않는가? 헌데 이러한 문제가 있는 사람의 일
상을 자세히 들어보면 간단히 넘길 문제가 아님을 느끼게 될 것이다.
이 논란이 되는 진단으로 고통 받는 사람들을 상대로 일하는 의사들
은 이 진단을 꽤 심각하게 받아들일 수 밖에 없다. 사고로 아이를 잃
거나, 자살로 청소년이 죽거나, 교통사고로 어른이 죽거나 하는 것만
문제가 아니다. ADHD는 평생에 걸쳐 영향을 끼친다.

과거에는 환자가 청소년기를 넘기면 위험에서 벗어나는 것으로
생각했다. 불행하게도 그것은 사실이 아니다. ADHD를 앓고 있는
많은 어른들은 내일이 없는 것처럼 살아간다. 그러다 보면 심각한 결
과가 뒤따르기 마련이다. 다음 챕터에서 ADHD가 있으면 왜 다음과
같은 일들이 쉽게 일어나는지 설명할 것이다. 어린 시절의 잦은 사
고, 학업 실패, 친구 사귀기의 어려움, 흡연, 음주나 마약 중독, 자살,
교통사고, 직장생활의 어려움, 비만, 신체 질병, 외로움 등이 나타날
수 있다. 이들은 사회가 그들을 돕기 위해 개발한 치료와 지원을 받
는데도 상당한 어려움을 겪는다.

그렇다면 정말 ADHD는 무엇일까?

ADHD는 단순히 주의력과 과잉행동 문제 그 이상이다. 불행히
도 두 가지 주요 영역 외의 어려움을 측정하는 도구는 좀 열악하다.
특히 성인, 그리고 무엇보다도 대부분의 여성들에게 그렇다. 문제는
우리의 진단 시스템이 단지 누군가의 행동에 대한 묘사만을 제공한
다는 점이다. ADHD를 안고 사는 많은 사람들과 과학자들, 그리고
의사들이 전부터 알고 있듯이 ADHD는 진단 기준으로 제시하는 18

가지 증상보다 훨씬 다양하다. ADHD의 실제를 이해하기 위해서는 두 가지 핵심 기능 차원에서 문제를 설명하는 것이 더 낫다.

1. 수행 주의력의 어려움

ADHD의 글자 'A[20]'는 주의력을 의미한다. 어쩌면 우리가 ADHD로 고통받는 것이 얼마나 심각한 것인지 충분히 이해하지 못하는 이유는 이 용어가 의미하는 바를 완전히 이해하지 못하기 때문일 것이다. 다른 어떤 생명체도 이렇게 발달된 형태의 주의력 기능을 가지고 있지 않다. 인간은 현재와 관련지어 미래를 인지할 수 있고, 그들의 행동을 미래와 가상의 사건으로 향하게 할 수 있다. 미래지향적 주의력은 인간 고유의 특성이다. 우리가 하고 있는 일을 기억하고, 미래의 목표를 마음에 새기고, 목표에 도달하기 위해 우리가 어떤 조치를 취해야 하는지 고려하는 능력은, 우리가 작업기억[21]이라고 부르는 또 다른 중요한 부분이다. 우리의 수행기능은 계획하고, 조직하고, 미래의 목표를 달성하기 위하여 적절한 시간에 적절한 장소에서 행동하는데 필요한 모든 조각들을 동시에 작동시키는 능력이다.

우리가 미래의 목표를 향해 일하는 동안 주변 사건들은 우리를 산만하게 만들고 과제와 목표로부터 주의를 흐트러뜨린다. 이런 일은 끊임없이 일어나지만, ADHD의 문제는 주의력이 너무 취약해서 장기 목표를 놓치게 된다는 것이다. 보통 사람들처럼 원래 목표로 돌아가는 대신, 환자들은 여러 가지 활동으로 널뛰기를 시작한다. 수행 주

---

20) Attention
21) working memory

의력 덕분에 우리는 하루 중 가장 간단한 활동에서부터 더 복잡한 계산으로 넘어가고, 우리가 읽는 것을 이해하고, 대화나 영화를 따라가고, 다른 사람의 지시를 받거나, 아이들한테 지침을 줄 수 있다.

수행 주의력이 손상되어 미래를 준비하는데 어려움을 초래한다는 관점에서 ADHD를 이해하면, ADHD를 안고 사는 이들이 어떤 핸디캡을 안고 살지 쉽게 알 수 있다. 수행 주의력 손상 때문에 ADHD는 건강하고 풍요롭게 사는데 필요한 모든 것에서 손해를 본다.

2. 생각과 동기부여 과정 제어 및 조절의 어려움

진단 매뉴얼에는 과잉행동과 충동성에 대한 많은 설명과 사례가 실려있다. 문제는 주변 사람들이 쉽게 볼 수 있는 과잉행동이 남녀 전체를 비교하면 여성에서는 흔치 않다는 점이다. 과잉행동은 나이가 들수록 감소하는 경향이 있으며 성인에서는 더 드물다. 따라서 과잉행동에 진단 초점을 맞추면 생각, 감정에 따른 충동, 또는 동기부여에 대한 어려움 등의 결과를 정확히 파악하는데 효과적이지 않다. 이러한 능력은 우리가 행동하거나 무언가를 말하기 전에 잠시 멈추고 생각하는데 도움이 된다. 이런 문제를 가진 사람들은 종종 이것저것 집적대기는 하지만, 정작 중요한 과제는 완성하지 못하는 딜레마에 빠진다.

가장 큰 문제는 활동 그 자체가 아니라, 오히려 사고 과정과 아이디어를 조정하고 통제하는 어려움을 통해 나타난다. 그러나 진단 매뉴얼에는 이러한 '인지 및 동기의 충동성' 측정을 위한 적절한 수단이 결여되어 있다. 이런 결함은 심각한 문제로 이어진다. 쉬운 예로 사회생활하는데 필요한 대인관계 문제를 들 수 있다. 사회적 관계의 핵심 요소는 즉각 만족에 도달하는 대신, 행동을 조정하고 적응하고 통제하는 능력을 포함한다. 어떤 상황에서 뭔가 말하거나 행동하고 싶은 충동을 억제하지 못하면, 안좋은 결과로 이어질 가능성이 높다. ADHD를 앓고 있는 많은 사람들이 묘사하는 핵심 문제, 예를 들어 친구를 사귀고 이어가는 기술 부족, 위험을 수반하는 행동, 직장생활 실패 등은 동기 조절 결핍과 인지의 과다함 또는 충동성에서 파생된다.

ADHD를 앓고 있는 사람들은 종종 마주치는 장애물이나 불편함을 견디면서 오랫동안 주의집중력을 유지하는데 어려움을 겪는다. 그렇게 되면 계획을 세우고 조직화하는 수행능력이 충분하다고 해도 더 많은 장기 목표를 완수하기가 힘들다. 반대로 어떤 일은 중단하는 것이 불가능할 정도로 매우 의욕적으로 몰입할 때도 꽤 많다. ADHD가 있는 사람도 엄청나게 오랜 시간을 완벽하게 집중할 때가 있다. 다만, 꼭 해야만 하는 일에 초점을 맞추는 것이 아니고, 외부 사람이 보기에는 자기가 관심있는 일에만 빠지는 것처럼 느껴질 수 있다. "게으른 사람이예요. 그리고 해야 할 일을 하는게 아니고 하고 싶은 일만 한답니다." 이런 말은 ADHD 환자가 있는 가정에서는 흔히 듣는 말이다. 세계적으로 저명한 ADHD 학자인 러셀 버클리[22]는 ADHD를 '해야 할 일을 모르는 게 아니라, 해야 할 일을 하지 않는 게 문제인 상태'라고 요약한다.

ADHD 평가

온라인에 떠있거나 건강검진서비스 기관에서 사용하는 자기보고

---

22) Russell Barkley

식 도구는 정밀 진단이 필요할만큼 여러 가지 증상이 있거나 평가가
필요한 징후가 있는 사람을 선별하기 위한 것이다. 이러한 도구들은
진단 가능성이 높은 사람을 찾아내는데 확실히 유용한지 철저한 시
험과정을 통해 제작된다. 선별된 사람들 중에는 ADHD 진단 기준에
맞지 않는 사람들도 있다. 일반 인구에 비해 특정 증상만 더 두드러
질 수도 있고, ADHD가 아닌 다른 진단이나 상태에 더 부합하는 증
상일 수도 있다.

  선별검사나 자기보고검사에서 ADHD 의심 소견이 나오면 임상
적으로 진단 기준 여부를 확인하는 것이 좋다. 여러 가지 방법이 있
지만, ADHD 여부를 판별할 수 있는 조직검사나 혈액검사, 엑스레
이 검사는 없다. 환자가 제공하는 정보 외에도 오랫동안 환자와 가까
이 알고 지낸 주변인이나 친지들의 이야기와 설명이 필요하다. 진단
적 면담과 다양한 신경심리검사를 이용하여 정확도를 끌어올린다.

  신경정신의학적 평가는 일상 생활에서 반복적으로 발생하는 어
려움과 장애를 설명할 수 있는 최선의 서술형 모델 제공을 목표로 한
다. 이 평가는 숙련되고 경험이 풍부한 의사와 심리학자들이 설계한
주요 심리평가도구를 이용한다. 때로는 환자와 그 주변 인물은 물론
환자에 대한 정보를 제공할 수 있는 작업치료사, 특수교육교사, 사회
사업가 등의 정보를 기반으로 한다. 당연히 이 정보는 평가팀이 수집
한 정보와 함께 퍼즐을 맞추는데 큰 역할을 한다.

  평가의 목적은 올바른 결론에 도달하고자 함이며, 그 목적에 동
의하고 평가에 필요한 정보를 제공할 의사가 있는 가족, 자녀, 지인
들과 면담한다. 따라서 환자, 가족 및 주변인물, 그리고 의료진 간의
협업이다. 퍼즐을 맞추는데 가장 중요한 사람은 환자와 가족이며, 의

료진은 이들의 협조를 토대로 전체 그림을 완성한다. 진단 후 환자와 가족이 자신을 인지하고 탐색해 가는 출발점으로 활용할 수 있는 지도를 만드는 것이 목표다.

앞서 설명한 것처럼 정신과 진단은 개인이 경험하고 있는 증상, 행동, 문제들의 집합에 붙여진 이름이다. 진단명은 질병에 대한 지식과 이해가 늘어나면서 달라질 가능성이 높다. 따라서 일상 생활에서 어떤 문제가 발생하는지, 그리고 그와 관련하여 어떤 어려움을 겪게 되는지 꼼꼼하게 기술하는 것이 매우 중요하다.

누군가 자기를 ADHD라고 해도 우리가 그 사람에 대해 아는 것은 별로 없다. 단지 ADHD가 있는지 없는지를 결정하기 위한 평가는 별로 가치가 없다. 잠재적 진단이 유용하기 위해서는 개인의 강점과 취약점을 설명할 수 있는 자신만의 고유한 지도가 필요하다.

좋은 성과를 거두기 위해서는 평가 대상자에 대해 최대한 많은 자료가 필요하다. 소아 환자의 경우, 의료진은 부모와 조부모, 교사, 그리고 아이와 가족을 잘 아는 어른들과 대화한다. 하지만 이들 중 다수는 평소 별로 생각지 못했던 문제를 보고하는 것을 어려워 할 수 있다. 최상의 방법은 평가팀이 학교에 가서 아이가 일상생활에서 부딪히는 어려움이 어떤 것들인지 직접 관찰하는 것이다.

성인 환자의 경우, 평가팀은 오랫동안 환자를 잘 알고 지낸 사람을 만나봐야 한다. 환자의 문제가 12세 이전부터 있었고, 그 이후에도 계속되고 있음을 확인해야 한다. 어릴 때 문제를 찾아내는 것이 어려울 때가 있다. 소아청소년기에 대해 물어볼 사람이 없을 수도 있고, 대상자의 가족이 협조를 원치 않을 수도 있다. 그런 경우 평가팀은 습득한 정보를 토대로 최상의 퍼즐 맞추기를 위해 창의력을 발휘해야 한다.

앞서 나온 것처럼 ADHD 진단기준에는 두 가지 증상, 즉 주의산만 또는 과잉행동/충동성에 대해 각각 9가지 기준이 있다. 아동은 두 가지 하위 집단 중 한 가지 또는 두 가지 모두 기준을 6개 이상 충족하고, 이러한 증상의 결과로 삶의 여러 영역에서 심각한 어려움을 보일 때 ADHD 진단에 부합한다. 성인의 경우 두 개의 하위집단 중 한 가지 또는 양쪽 모두의 진단 기준을 각각 5개 이상 충족해야 한다.

철저히 제대로 신경정신의학적 평가를 진행하는 것 자체가 많은 이들에게 치료이며 치유 과정이다. 환자가 살아오면서 왜 동료들과 같은 경험을 할 수 없었는지, 삶의 어떤 부분들이 왜 그렇게 어려웠는지에 대한 병식을 얻고 이해하게 된다. 최상의 시나리오는 평가 및 진단 과정이 자존감을 향상시키고 균형잡힌 삶을 향한 새로운 여정의 출발점이 되는 것이다.

ADHD 어록, ADHD 환자들이 흔히 쓰는 표현 모음

진단기준이 있기 때문에 사람들이 정확하게 표현하기 어렵거나 애매한 문제를 효과적으로 정리할 수 있다. 그렇지만 진단기준에 맞춰 증상을 정리하는 것이 능사는 아니다. 특히 기존 선별검사나 진단 도구를 여자아이나 성인 여성들에게 적용할 때 문제가 생긴다. 이러한 검사나 도구들은 남자아이나 성인 남성의 증상 표현을 기준으로 하기 때문이다. 진단기준은 너무 일반적이고 단순화되어 있어서 여성들이 일상에서 어려움을 겪는 미묘한 차이를 담아내는데는 한계가 있다. 남녀를 불문하고 환자들이 일상에서 겪는 어려움을 대변하기에는 진단 기준이 너무 단순하고 일차원적이다.

한 분야에서 상당 기간 오래 일하다 보면 어떤 패턴을 발견하게 된다. 사람마다 제각각 표현이 다르기는 하지만 반복해서 듣게 되는 표현이 있다. 영국 심리학자 Kobus van Rensburg와 Mohammad Arif 가 정리한 ADHD 어록은 오랜 기간 ADHD 성인로부터 나온 언어의 실타래들이다. 직접 질문 외에 대화 중 나오는 간접 단서들을 주목함으로써 ADHD 평가와 치료 과정이 훨씬 풍성해진다. 부주의, 과잉행동, 충동성 중 어느 쪽이든 문제가 있을 때 소녀나 여성들은 실제로 어떻게 말할까?

주의력결핍 증상이라고 새겨들을 만한 표현들은 다음과 같다:

"항상 후다닥 빨리 읽는 편인데, 중간중간 건너뛰다 보면 어디를 읽는 건지 놓치곤 해요, 중요한 부분을 빼먹어서 매번 다시 읽게 돼요, 빨리 끝내려고 하면 오히려 더 오래 걸려요."

"차분히 해보려고 해야 할 일을 적다 보니 긴 목록이 생겼어요, 그러고 나면 이상하게 방심하나 봐요, 순서대로 일 처리를 못해서 또 새로 목록을 작성한다니까요."

"마감시간이 있는 게 정말 싫어요, 스트레스 엄청 받거든요, 근데 그게 있어야 그나마 좀 신경쓰게 되긴 해요, 아니면 아예 되는 일이 없어요."

"종종 남편한테 계획을 세워달라고 해요, 제가 다음 일이 뭔지 기억하는게 힘들거든요, 남편이 제게 다음에 뭘 해야 할지 알려주면 참 편해요."

"처음 할 때 제대로 하는 건 포기야, 어차피 매번 다시 하게 된다니까."

"따라가려고 정말 애쓰는데 머릿속에 생각이 많아서 흐트러진다니까, 머리 속에 온통 재미난 생각들이 계속 펑펑 터진다구요, 머리 속이 조용할 날이 없어요."

"애들이 맨날 저한테 뭐라고 해요, 맨날 '엄마 핸드폰 봤니, 안경 봤니, 노트북 봤니?'라고 물어보니까요."

"기본을 지키려고 노력하는 것만으로도 지친다고요, 게다가 바깥 세상의 온갖 혼란 속에서 질서를 잡으려고 노력하는 것 때문에도 탈진할 지경이에요."

과잉행동이나 충동성 증상이라고 할 만한 내용들을 ADHD 환자들의 말을 빌리자면 다음과 같다.

"꼼꼼하게 해보려고 해도 서두르게 돼요, 좀 빼먹는게 있기는 해도 항상 제가 1빠로 일을 끝낸다니까요."

"저는 항상 움직이고 싶어요, 저한테 최악은 아무 일도 없을 때에요, 저는 진짜 진짜 너무 쉽게 지루해진답니다, 가끔은 지루함을 달래보려고 시비를 걸기도 해요."

"주변 사람들이 저 때문에 불편해해요, 제가 손을 가만히 두지 않고 머리를 꼬거나 들썩거리거든요."

"사람들은 제가 열정적이고 에너지가 넘친다고 해요, 하지만 항상 쉽게 완전히 방전되어 버린답니다."

"저랑 같이 영화보는 게 쉽지 않을 거예요. 뭔가 찾느라고 의자에서 들썩거리고, 스마트폰을 들여다보거나 화장실을 들락거리기도 해요. 영화에 집중하려고 뭔가를 계속 하게 돼요."

"느릿느릿한 거 못 참아요. 쉽게 지루해지거든요. 지루해하지 않으려고 뭐든지 해요."

"제가 다른 사람들 일에 참견하고 귀찮게 한다고들 해요. 하지만 저는 조용히 가만있는 건 질색이에요. 그럴 때면 그냥 멍 때리거나 아니면 거의 자 버려요."

"마음 속이 평화롭고 조용할 때가 없어요. 제 주위에 무슨 일이든 일어나는 게 좋아요. 그래야 안팎으로 균형이 맞거든요."

"너무 억울해요. 정말 쉬면서 안정을 찾아야 하는데 기회가 와도 그것을 해낼 만큼 내면의 평화를 찾을 수가 없어요."

"사람들이 일하는 거 보면 너무 느려요. 매사 질질 끌기만 해요. 제 말은 그냥 좀 확 시작해버리면 안 되냐고요."

"제가 다른 사람 말을 잘라먹을때 사람들이 짜증내는 거 알거든요. 저는 그 사람들이 무슨 말을 하고 싶어하는지 이미 안다고요. 근데 그 사람이 요점을 딱딱 짚어내지 못하니까 그런 거라니까요."

"생각난 걸 바로 말하지 않으면 날라가 버려요. 그러고 나면 뭔가를 까먹었다는 생각에 찜찜해서 미치겠어요."

"제 자신을 멈출 수가 없어요. 그간 제가 겪었던 위기를 생각할 때마다 등골이 오싹해요."

전형적인 ADHD를 알아보는 방법 중에는 ADHD가 있는 여성이 자기 자신에 대해서 이야기 할 때 행간을 읽는 것이다:

"저는 항상 제가 남들하고 다르다는 것을 알아요. 다른 사람들이 그걸 몰라줄 때 화가 나요. 그리고 저한테 '남들은 다 그렇게 느낀다고'라고 말해줄 때도 화가 나요."

"종종 까먹고 끼니를 거른답니다. 문제는 발동걸리면 멈추질 못하는 거예요. 어른이 돼서 먹는거 하나도 조절하지 못하는게 너무 창피해요."

"학교에서 배운 걸 이해하지 못하는 것분만 아니고요, 어떻게 해야 그렇게 돌아가는 건지도 몰랐어요."

"감정에 휘둘리면 사춘기 십대처럼 행동한답니다."

"몸도 마음도 다 지쳤어요, 누가 저 좀 진정시켜 주면 좋겠어요."

"제가 회사를 자주 옮겨다니기는 했지만, 누가 거기 대해서 이래라저래라 하면 짜증나요."

"아마 지난 몇 년 동안 많은 사람들에게 상처를 줬을 거예요, 제가 한 말과 행동이 너무 부끄러워요."

"평범하다고 느끼려면 (약이든 뭐든) 좀 먹어야 될 거 같아요."

"어릴 때부터 사람들이 쟤는 올빼미형이라고 했어요, 생각이 많아서 밤에는 깨있고, 아침이면 못 일어나곤 했으니까요."

"때로는 재미있는 일도 시작하기가 겁나요, 푹 빠지면 스스로 발 빼는게 불가능하거든요."

"평생 이런저런 진단을 받았어요, 근데 하나도 맞는 게 없었어요."

"사람들이 저를 믿지 못하는 거 알아요, 저도 저를 못 믿는데요, 뭐."

정신과 의사로 일을 하며 나 역시 ADHD가 있는 소녀나 여성들이 보통 다른 사람들한테 어떤 말을 듣는지 물어보게 된다. 그들이 흔히 들었던 표현을 아래와 같이 정리하였다:

"에이, 왜 그러시나, 설거지나 청소가 따분하다는 건 세상 사람 다 똑같아요."

"니 인생은 왜 맨날 그렇게 드라마냐?"

"이미 너한테 여러 번 설명했거든!"

"헐, 저기요, 정신 좀 차리세요! 제가 말할 때 제발 좀 귓구멍 열고 들어줄 래요?"

"정말 구제불능이구나, 방금 전에 네 휴대폰 어딨는지 물어봤는데 또 물어보는거야?"

"제발 내 말 좀 끝까지 들어보렴."

"니가 하려구만 하면 할 수 있는 거 알거든."

"도대체 무슨 딴 생각을 하는거니? 그 이야기 한 거잖아."

"네 변명도 이제 지긋지긋해, 넌 바뀔 생각이 없어, 그랬다면 계속 이러지 않았겠지."

제 2 장

ADHD와 뇌

뇌에 대하여

인간의 뇌는 상상할 수 없을 만큼 복잡한 기관이다. 뇌는 천억개 이상의 신경세포(뉴런)로 구성되고, 각 뉴런은 이웃한 뉴런과 수천 개의 연결망(시냅스)이 있다. 이러한 시냅스를 통해 신경 세포들은 끊임없이 전기적, 화학적 신호를 주고 받는다.

뇌영상 기법 덕분에 우리의 생각, 감정, 행동이 뇌의 다른 부분들 간에 어떻게 얽혀 있는지 더 많이 알게 되었다. 각 개인의 뇌는 독특한 회로로 연결되어 정보를 주고 받으며, 인생 경험은 뇌를 통해 행동과 성격 특성을 구성하는데 영향을 미친다.

이 책에서 최신 신경과학 지견을 모두 다룰 수는 없지만, 신경과학 발달과 더불어 뇌신경망의 연결 오류 및 작동 이상 시 무슨 일이 일어나는지 이해할 수 있게 되었다. 남녀별 그리고 개인별 차이가 생기는 기전을 좀 더 알게 되었다.

뉴런이 소통을 위해 배출하는 화학물질을 신경전달물질이라고 부른다. 세포로부터 다른 세포로 신경신호를 보내면 뉴런은 이 물질을 배출하며, 이어서 세포 기능에 영향을 준다. 이러한 신호가 반복되면 세포 사이의 연결이 강화되고 뉴런 모양이 바뀌면서 새로운 시냅스를 형성하고 소통 통로가 생겨난다. 우리가 경험을 통해 어떻게 배우고, 어떻게 기억과 일상을 만들어가는지에 대한 기초 과정이다.

전두엽, 미래를 설계하는 곳

ADHD를 앓고 있는 많은 사람들이 겪는 어려움은 부적절한 정보에 근거하여 결정을 내리는 것과 관련있다. 열받는 순간에 생각없이 내뱉는 말과도 관련있다. ADHD와 연관된 문제 중심에는 충동성이 있다. 충동성은 뇌의 고급 기능 결함으로 생긴다. 구체적으로 말하자면, ADHD의 전두엽은 보상체계와 같은 신경계의 진화론적으로 오래된 구역을 제대로 통제하지 못한다.

인체의 다른 부분과 마찬가지로 인류의 발달 과정에서 신경계도 진화하였다. 뇌의 일부는 소위 하등 생물체들과 공통점이 있다. 그러나 척추동물은 수억년전부터 오늘날 대뇌와 대뇌피질로 알려진 뇌의 더 발달된 부분의 전단계까지 진화하였다.

뇌 표면이 발달하고 얽힐수록 주변 정보를 처리하는 과정이 정교해진다. 원하는 일을 실행에 옮길 수 있도록 조율하기 위해서 진화상으로 뇌의 오래된 영역에서 시작된 충동과 행동의 속도를 늦추고 조절하는 기능이야말로 잘 발달된, 제대로 기능하는 전두엽의 역할이다. 그렇게 함으로써 목표지향적이고 상황에 맞게 적절하게 행동한다. 동물과 달리 인간은 미래에 대해 생각하고 계획을 세운다. 예를 들면, 어떤 특정한 상황에서든 일어날 수 있는 다른 사건들을 상상할 수 있고, 그 일들이 우리가 하는 일에 따라 어떻게 좌우될 것인지 상상할 수 있다. 간단히 말해서, 전두엽은 주의력집중력의 많은 부분을 통제(조절)하고 감정과 느낌에 대한 반응을 조절한다.

우리는 매일 뚜렷한 해결책이 보이지 않는 문제에 맞닥뜨린다. 그러한 상황에서 전두엽은 다른 뇌 부위와 협업하면서 해결책을 찾아낸다. 새로운 정보가 이전 경험과 상충할 수도 있다. 어떠한 경우라도 전두엽은 목표 달성을 위해 가장 적절한 방법을 선택한다.

유아기부터 평생 동안 우리의 뇌는 각 부위별로 자라고 성숙하는데, 진행은 대개 뇌의 뒷부분부터 앞쪽으로 향한다. 뇌 성숙의 마지막 단계가 전두엽이며, 20세에서 25세 사이에 완전체가 된다(여성이 남성보다 빠름). 전두엽은 그 자체로 어른스러운 자아이며, 선장, 오케스트라의 지휘자, 그리고 그 안에 담긴 모든 것의 화합이라고 할 수 있다. 전두엽이야말로 가장 원시적인 충동을 발산하기 전에 한 번 더 생각하게 만드는 현명하고 사려 깊은 부위의 상징이다.

보상체계, 어떤 대가를 치르더라도 쾌락 우선

ADHD가 있는 많은 사람들이 장기적 목표와 욕망을 희생하면서 일시적, 단기적 쾌락(즐거움)에 빠지거나 유혹을 뿌리치지 못한다.

과학 문헌에 따르면 보상체계는 인간과 전두엽이 존재하기 훨씬 전부터 있었다. 우리의 뇌가 많은 발전과 변화를 거쳤음에도 불구하고, 보상체계는 자연과 진화 과정에서 뇌의 깊은 부위에 상대적으로

변하지 않은 채로 남아 있는 부위에서 발견된다. 놀랍게도 인간의 보
상체계 기능과 쥐의 상응하는 기능 사이에는 큰 차이가 없다. 수백만
년 동안 자연계에서 이 체계가 보존되고 있다는 사실은 보상체계가
생존에 얼마나 중요한가에 대한 반증이다.

동기부여 체계에서 욕망은 지금 당장 우리에게 유리한 방향으로
행동을 유도한다. 이러한 영역에서의 활동은 우리 자신과 종의 생존
기회를 높이는 결정을 즉각적으로, 이 순간 이 곳에서 내릴 수 있게
해준다.

그러나 장기적 문제를 탐색하는 데 있어서는 보상체계가 그다지
믿을만하지 않고 유용하지도 않다. 장기적 문제 탐색을 위해서는 분
석적 사고가 필요하다. 계획을 세우고 결과를 생각해야 한다. 이 과
정들은 전두엽에서 진행된다. ADHD가 있는 사람은 이러한 체계가
활성화되었을 때 다른 사람들보다 더 강하게 또는 다른 방식으로 반
응한다고 알려져 있다. 다르게 행동해야 한다는 것을 알면서도, 즉
미래에 더 많은 것을 성취하려면 눈 앞의 즉각 보상(만족)을 물리쳐
야 하는 것을 알지만 포기하지 못한다.

이번 장의 뒷부분에서 설명할 신경전달물질 도파민은 전두엽에
서는 물론, 보상체계에서 핵심 역할을 한다. ADHD가 있는 사람은
도파민 조절에 문제가 있으며, 그 때문에 전두엽은 보상체계에 대한
통제력이 떨어진다. 단순히 도파민이 많고 적음의 문제는 아니고, 도
파민 방출 과정과 반응이 다르게 진행됨을 의미한다.

기저신경절[1], 뇌의 자동항법장치

뇌는 일을 하기 위해 상당한 에너지를 소모한다. 인체에서 사용하는 에너지의 약 20%를 뇌가 소비한다. 굶주림이나 다른 위기 상황에서 생존하기 위해 평소 에너지 절약 습관을 만드는 것이 자연의 섭리이다. 따라서 뇌가 자원을 효율적으로 사용하는 방법 중 하나는 우리가 자주 하는 일들에 대한 규칙을 만들고 정례화하는 것이다. 그래야 새로운 과제나 위험부담이 있는 일에 에너지와 시간을 투자할 수 있다.

우리가 매일 수행하는 반복 작업의 수는 상상하기도 힘들만큼 많다. 우리 일상이 겉보기에는 무수히 많은 단순 반복으로 구성되어 있지만, 뇌의 관점에서 보면 이 모든 작업에는 특정 순서로 수행되어야 하는 상상할 수 없는 양의 복잡하고 추상적인 단계가 포함된다. 같은 목표를 달성하기 위해 선택할 수 있는 방법의 수는 상상을 초월한다. 반복 과제를 매번 힘들여 작업하기보다는 자동화 과정이 필요하다. 그러기 위해서는 어떤 정보가 장기 목표 달성에 중요한지 전두엽과 기저신경절의 협동 작업이 필요하다. 기저신경절은 전두엽으로부터 장기 목표 및 현재 지식과 경험으로부터 그것들을 성취하는데 잠재적 장애가 될 수 있는 것에 대한 정보를 얻는다.

ADHD가 있는 사람에게는 일상 활동 자동화가 힘들다. 전두엽과 기저신경절 사이의 소통이 최적화 상태가 아니므로 일상 작업을 진행하는데도 탈진할 정도로 에너지를 소모한다.

---

1)　basal ganglia

소뇌, 크기는 작지만 비중은 마찬가지

ADHD가 있는 경우, 아이나 어른 모두 신체동작의 협응과 운동 기술에서 어려움을 겪는다. 동작이 둔하거나 잘 넘어지고, 특정 동작을 배우기가 힘들고, 늘 부딪히거나 물건을 떨어뜨린다.

라틴어로 '작은 뇌'를 뜻하는 소뇌는 뇌의 운동 신호를 적절한 근육에 전달해서 몸의 움직임과 균형을 조정한다. 소뇌는 또한 전두엽, 보상체계, 기저신경절과 연결된다. 소뇌는 학습과 협응 동작에 사용되는 기능에도 기여한다. 또한 기억저장, 새로운 기술 학습, 감정 조절 등을 포함한 더 높은 수준의 기능에 관여한다. 첨단 과학 발전으로 소뇌가 많은 사람들의 충동성 또는 강박 행동에 관여한다는 것도 알게 되었다. ADHD로 인해서 경험을 통한 습관 형성과 수행기능 어려움에도 관련이 있음을 시사한다. ADHD 뇌에 대한 연구가 부족하기는 하지만, 뇌영상 연구에서는 ADHD가 있는 아동과 성인들의 소뇌가 일반 인구 집단에 비해 더 작다는 보고가 있다.

연결성, 뇌의 전기 배선

인간의 뇌는 기능에 따라 여러 개의 구역이나 센터로 구성된다. 특정 부위가 손상되거나 특정 부위에 질병이 발생한 사례 연구를 통해 이들 각 부위의 기능이 알려지고 있다.

대규모 뇌영상 연구에서 ADHD 환자와 일반인의 뇌에서 특정 부위에 차이가 있다고 해도, ADHD로 인해서 경험하는 문제들은 크기나 시각의 차이로 설명할 수 있는 것보다 더 복잡하다.

뇌과학 기술 발전으로 인간의 행동과 주요 기능들이 뇌의 부위
별 신경 연결망을 통해 수많은 단계를 밟고 있음을 알게 되었다.
ADHD가 있는 사람에서는 수초[2](백질) 성숙이나 발달이 일반인
보다 늦다. 그 결과, 신경 신호 전송 효율이 떨어질 수 있으며, 이는
ADHD의 일부 장애를 설명할 수 있다. 또한 ADHD 환자마다 증상
차이가 생기는 이유를 일부 설명할 수 있다.

뇌의 문제를 집의 전기 배선이나 조명에 비유할 수 있다. 뇌의 여
러 부위처럼 집안 여기저기 전등이 있고, 뇌의 각 부위를 연결하는
망처럼 전등도 전선으로 스위치에 연결되어 있다. 전등이나 전원 스
위치가 각각 잘 작동하고 있더라도, 연결이 불량하거나 완전히 끊어
지면 전등이 깜빡거리거나 완전히 깜깜해질 것이다.

도파민, 핵심 요소

ADHD가 있는 사람에게 책 한 권 다 읽기, 영화 끝까지 보기, 티
키타카 대화하기 같은 일상이 얼마나 어려운 일인지 들어 주다 보면
끝이 없을 것이다.

주변 환경이나 내면의 생각 때문에 끊임없이 산만해지는 것이 얼
마나 힘든 일인지 상상해보라. 학교나 직장에서 다른 사람들에게는
평범한 외부 자극이 ADHD가 있는 사람에게는 감정적 붕괴를 촉발
한다면 하루 하루가 얼마나 피곤할지 말할 것도 없다. 주의력과 감정

---

2) myelin, 신경세포를 여러 겹으로 싸고 있는 백색 물질이며, 신경신호를 빠르게
   전달할 수 있도록 함

을 조절하는 이러한 문제들은 신경전달물질인 도파민과 밀접한 관련이 있다.

뇌의 다양한 영역에 있는 뉴런 군집은 서로 다른 신경전달물질을 방출하고, 축삭(전달 물질)과 덴드라이트(수신기)의 매우 복잡한 네트워크를 통해 전파되는 전기 자극을 활성화함으로써 서로 교신한다. 도파민은 우리의 일상 행동뿐 아니라 문제가 되는 행동을 통제하는 것을 돕는다. 뇌에서 도파민이 방출되면 강력한 감정이나 쾌감을 경험한다. 간단히 말해서, 생존 가능성을 높이는 것들이 도파민의 방출을 촉발한다. 그 결과 즐거움이 배가 되는 경험을 통해 우리는 특정 자극과 행동을 연결짓게 되고, 다른 것보다 우선적으로 그러한 행동을 선택하도록 학습된다. 우리 앞에 쏟아지는 수많은 업무와 정보의 홍수 속에서 어떤 자극을 골라 행동해야 하는지 선택하고 평가할 때 도파민의 역할이 중요하다. ADHD처럼 도파민 시스템 조절장애 상황에서는 우리의 뇌를 쉴새없이 폭격하는 자극 중에서 적절한 행동이나 활동을 선택하는 것이 더 어려워진다. 도파민은 또한 장기적으로 해로운 습관, 예를 들어 엄청난 양의 도파민을 빠르게 효과적으로 방출시키는 니코틴, 알코올, 불법 약물 등 중독성 물질 사용에도 관여한다.

따라서 ADHD를 가진 사람들이 보상이 크고 재미난 것으로 인식되는 것들을 중단하는 것이 왜 그렇게 어려운지 설명하는데 도파민 시스템이 도움이 된다. 일단 시작된 활동을 멈추고 초점을 옮기는 것(과몰입에서 전환하기)이 어렵기 때문이다. 특히 과집중[3]이라고

---

3) hyperfocus, 한 가지에 과도하게 집중하는것

도 불리는 활동에 참여하면 초점이나 활동을 바꾸는 것이 거의 불가

능하다고 느낄 수 있다.

뇌영상 연구에 따르면 ADHD가 있는 사람들은 뇌의 도파민 방

출 조절에 어려움을 겪는다. 배출량이 너무 많거나 너무 적기 때문

에 에너지 수위 조절이 어렵고, 일의 시작과 끝을 통제하는 것이 어

렵다. ADHD가 있다면 과제를 완수하기 위해 에너지 수준을 조절

하고, 동기를 부여하고, 동기부여 상태를 유지하는게 어렵다. 간단히

말해서, ADHD에서는 들어오는 모든 정보에 대해 배출되는 도파민

농도가 같다고 보면 된다. 즉, ADHD가 있는 사람은 모든 자극을 똑

같이 대한다. 그러다 보니 잠재적으로 더 중요한 정보가 새로 들어온

중요하지 않은 정보에 묻히게 된다.

ADHD에 대한 지식 중 많은 부분이 소수 아동 집단에서 ADHD

핵심 증상에 영향을 준 약물 효과를 간파하면서부터 시작되었다.

1930년대 후반 미국의 Charles Bradley는 우연히 암페타민 계열의 중

추신경자극물질이 ADHD와 관련된 많은 증상에 긍정적 효과가 있

음을 발견하였다. 원래는 신경학적 이상이 있는 아이들에게 두통 치

료를 위해 시험적으로 약물을 투여한 것이었는데, 그 과정에서 과다

활동과 학습 태도 개선에 효과가 있음을 알게 되었고, 결과적으로 성

적과 사회성이 향상되는 것도 발견하였다.

인지 그리고 의식, 우리 자신과 세상을 연결하는 법

심리학자나 정신과 의사들은 종종 뇌의 개념과 기능을 설명하기 위해 전문 용어를 사용한다. 그래서 일반인들이 사용하는 언어로 전달하는데 어려움이 있었다. 이에 나는 지나치게 단순화하는게 아닌가 하는 부담이 있지만, ADHD 뇌의 작동기전을 바탕으로 '인지[4])와 의식[5])'이 실제로 무엇을 의미하는지 설명해보려고 한다. 이 둘을 각각 완전히 이해하기는 어려운데, 부분적으로 겹치기 때문일 수 있다. 이러한 능력들은 ADHD를 앓고 있는 사람들이 겪는 어려움을 설명하는데 매우 중요하다.

인지는 '아는 것'으로 번역할 수 있으며, 종종 우리가 의식적으로 인식하는 것보다 더 넓은 의미를 내포한다. 우리가 의식적으로 접근하지 않을 때에도 장기 기억에 암호화된 채로 저장된 모든 것이 우리가 '알고 있는 것'이다. 인지는 종종 자기가 원하는 대로 조절하는 서로 다른 정신적 과정, 사고 방식, 정보와 지식을 얻는 방법, 그리고 자신과 주변 세계와 관련하여 처리하는 방법을 포함한다. 요약하자면 인지는 일상 생활에서 정보를 받아들이고, 저장하고, 처리과정을 거치고, 필요시 인출하는 뇌의 능력이다. 인지장애가 있는 사람은 상당한 곤란을 겪을 수 밖에 없다.

반대로, 의식은 인지 그 이상이다. 왜냐하면 어떤 느낌이나 감정과 같이 우리에게 무엇을 나타내는지 정확히 알지 못하고 경험하는

---

4) cognition
5) consciousness

것들이 있기 때문이다. 따라서 의식을 포함하지 않는 인식의 형태 (즉, 아는 것)와 인지를 포함하지 않는 의식의 형태가 있기 때문에 이는 정말 선을 긋기가 어렵다. 이 책에서 지향하는 것처럼 ADHD의 뇌를 이해하기 위해서는 부득이 인식과 의식을 혼용하게 된다.

수행기능, 뇌의 공항 관제탑

많은 ADHD 환자들이 좌절감과 자존감 저하를 호소한다. 이는 무엇을 할 수 있는지 알지만 또는 무엇을 해야 하는지 알지만, 원하는 것을 성취하는데 실패하는데서 비롯된다. 처리해야 할 과제를 계획하고, 정리하고, 우선순위를 정하는게 어렵다. 신경을 많이 써야 하는 일은 시작하는 것도 어렵다.

ADHD가 있는 아이나 어른이나 모두 여러 정보를 기억에 저장하고, 주어진 정보에 따라 적절한 결정을 내리고, 상황 변화에 따라 또는 과거의 사건 혹은 결정에 따라 적절하게 행동을 조절하는 데 어려움이 있다.

ADHD가 있는 사람은 특정 분야에서 어려움을 겪지만, 어떤 분야에는 매우 뛰어난 재능을 보일 수도 있다. 예를 들면, 뛰어난 언어적 또는 사회적 기술을 가질 수 있다. 이러한 강점과 약점이 일정하지 않게 다양한 사람에게서 다르게 나타날 수 있기 때문에 환자 본인은 물론 주변 사람들이 진단을 받아들이기 어렵게 만들 수 있다.

이렇게 복잡한 수행기능을 쉽게 이해하기 위해 대형 국제공항의 비행관제탑에 비유할 수 있다. 수행기능은 공항의 관제탑처럼 초 단위로 우리 몸에서 보내는 다양한 신호를 추적하고, 신체 각 장기에서 나오는 메시지와 감정들, 그리고 복잡한 주변 환경에서 나오는 신호를 추적한다. 9장에서 소개하는 F씨 사례에서처럼 관제탑 인력이 부족하거나 아무도 없다면, 금세 이러한 신호에 압도되고 처리가 불가능해진다.

ADHD 뇌의 관제탑은 결함이나 손상이 있는 것이 아니라 원래부터 그렇게 운영되고 있었던 것이다. 보통 이러한 장애는 지능과는 거의 관련이 없다. 무엇을 해야 하는지 모르는 것이 아니라 이를 알아도 제대로 할 수 없는 것이 문제다.

우리의 뇌는 일상 생활을 조직화하고 우선순위를 정하는 문제 외에도, 뭔가 힘들거나 지루할 때 경계를 늦추지 않도록 인내심을 조절하고, 하는 일에 리듬을 유지하도록 한다. 특정 업무에 계속 집중해야 할 때도 있지만, 잠시 다른 곳으로 주의를 돌렸다가 원래 하던 일로 돌아가는 능력도 필요하다. 주의를 돌리는 능력이 얼마나 중요한지 보여주는 예로 자동차 운전을 들 수 있다. 운전하면서 선택적으로 특정 표적에 과하게 집중(초집중)하는 것은 도움이 되지 않는다. 안전하고 효율적인 주행을 위해서는 집중력과 주의력을 빠르게 전환할 수 있어야 한다. 주행 경로에 대해 몇 가지 대안을 평가하고 계산할 수 있어야 하고, 동시에 도로 상황과 교통상황 변화에 주의를 기울이며 운전해야 한다. ADHD가 있는 많은 사람들이 그러한 상황에서 어려움을 겪는다. 수행기능 저하와 복합 주의력 부족은 위험하고 심각한 교통 사고로 이어질 수 있다.

민감하게 처리해야 할 상황의 또 다른 예는 여러 단계로 수행되는 복잡한 작업과 함께 뇌의 집중력과 수행능력을 작동해야 할 때이다. 다중작업[6]에는 뇌 전체가 참여한다. ADHD를 가진 많은 어른들이 동시에 많은 것을 할 때 자신을 진정한 프로라고 생각한다. 하지만 다중작업을 위해서는 우선순위 정하고 완료하기, 효율적 근무일자 조정하기, 항목 기억하기 등이 필요한데, 현실에서는 제대로 진행되지 않기 때문에 힘만 들고 성과는 적다. 수행기능은 단기 작업기억 활성화와 특정 상황에서 중요한 경험 검색이 필요한데, ADHD에서는 작업과 과제를 완료하기 위해 주어진 지시 사항을 적절한 순서로 기억하고 실행하는 것이 어려울 때가 종종 있다.

또한 관제탑으로서 뇌가 담당하는 주요 과제 중 하나는 여러 가지 작업들이 서로 상대적으로 얼마나 시간이 걸릴지 추정치를 수집하고 처리하는 역할이다. 그러나 ADHD의 경우 이러한 평가 작업이 힘들다. 기억력 문제 외에도 ADHD를 앓고 있는 많은 사람들은 일상적 작업을 배우고 자동화하는데 어려움을 겪는다. 많은 사람들이 건망증에 시달리고 머릿속이 뒤죽박죽이라고 말한다. 마치 방에 들어갔을 때 왜 그곳에 왔는지, 무엇을 가지러 왔는지 기억이 나지 않는 것과 같다. 학년이 올라가면서 학교 공부가 어려워지는 것은 말할 것도 없다. 예를 들어 단어나 시간표 외우기, 구구단 암기하기 같은 것들이 엄청나게 어려웠다는 것이다. ADHD를 앓고 있는 성인들은 어린 시절 기억이 없거나, 또는 어떤 일이 얼마나 오래 전에 있었는지 가늠하는 데 어려움을 겪는다.

특정 상황을 설명하는 적절한 어휘 찾아내기, 자기 주장 표현하기, 몸짓으로 표현하기, 언어 소통의 강도와 속도 조율하는 능력들도

6) multi-tasking

관제탑의 수행기능에 속한다. 듣는 사람을 위해 자기가 경험한 것을 명료하고 이해하기 쉽게 말하고 표현할 수 있어야 하며, 다른 사람들이 자기에게 말하고 묘사하는 것을 이해할 수 있어야 한다. ADHD가 있는 사람들에게는 큰 문제지만, 어떤 환자들은 언어능력이 아주 뛰어난 경우도 있다. 언어능력이 뛰어난 사람들은 다른 인지 영역의 어려움을 언어 기능으로 보완하기도 한다.

지각, 감각 입력, 운동 조절

어쩌면 당신은 외부 세계로부터 받은 인상과 감각 입력 또는 당신 자신의 몸으로부터의 신호에 민감한 ADHD를 가진 사람들 중 한 명일 것이다. ADHD를 앓고 있는 많은 여성들은 그들이 주변 환경에 대한 필터가 부족하다고 느끼며, 다른 사람들은 느끼지 못한 것을 알아차린다. ADHD가 있는 많은 사람들은 옷이 몸에 닿는 느낌을 견딜 수 없다거나, 사회 생활에서 왕왕거리는 소음 때문에 탈진할 지경이라고 말한다.

ADHD 진단 기준에는 없지만 지각 자극에 대한 민감성은 꽤 흔히 볼 수 있다. 앞에서 ADHD 진단의 전신인 DAMP에 대해 설명한 바와 같이, ADHD 환자는 지각(감각) 및 운동 기술 문제가 있다. 지각이란 우리 몸의 여러 가지 감각 체계에서 내부 및 외부 자극을 어떻게 감지하고 받아들이고 반응하는지를 말한다. 또는 보고 들은 것을 어떻게 조직화하고, 그에 따라 어떻게 움직임(동작)을 조절하는가를 말한다. 관제탑의 수행기능 중 이 부분에 문제가 있다면, 매우 서투른 사람처럼 느껴질 것이다. 어릴 때부터 글씨를 쓸 때 악필이거나 운동할 때 몸치일수도 있다. 냄새나 촉감에 민감하게 반응하기도 한다. 옷이 몸에 끼는 정도에 따라서 혹은 살에 닿는 촉감 등에 예민한 편이고 크게 불쾌함을 느끼기도 한다. 어떤 사람은 소위 방향 감각에 문제가 있어서 낯선 환경은 물론 익숙한 환경에서도 길 찾는데 애를 먹는다.

감시, 보고, 통제

ADHD에서 거의 논의되지 않고 있는 주제 중 하나는 수행능력 손상으로 인한 사회 생활에서의 어려움이다. 뇌 관제탑에서 감시-보고-통제가 얼마나 중요한지 인식하지 못하기 때문이다. 이는 또한 불만을 처리하는 능력, 즉각적 감정과 충동을 통제하는 능력에도 적용된다. ADHD가 있는 사람들은 생각을 차분하게 말로 표현하기가 어렵고, 짜증나거나 화가 나는 상황에서 부정적 표현을 참지 못해 대인관계에서 어려움이 발생하는 것을 부끄럽게 생각한다. 다른 사람에게 상처가 되는 말을 일단 입 밖에 내면, 아무리 후회한들 다음 기회는 없다.

모든 연결은 어떻게?

주변으로부터 받아들이는 모든 정보는 뇌의 다양한 연결망을 통해 처리된다. 이러한 신호들을 처리하고 평가하고 우선 순위를 매겨서 뇌에 가장 필요한 정보를 걸러내고, 이루고자 하는 목표에 맞는 적절한 행동을 선택하게 된다. 관제탑 기능을 하는 뇌는 들어오고 나가는 수많은 신호의 혼란 속에서 질서를 유지하기 위해 끊임없이 일한다. 뇌의 여러 부위, 작동방식, 부위 간 소통방식을 이해할 수 있다면 ADHD가 있는 사람들이 겪는 어려움을 이해할 수 있게 된다.

일부 ADHD 환자들은 자신들의 뇌를 바이러스 필터가 없는 컴퓨터에 비유한다. 자신의 뇌가 컴퓨터인데 갑자기 스팸 메일을 걸러내는 기능이 없어졌다고 상상해 보자. 스팸 메일 폭탄이 계속 쏟아진다면 어떻게 분류할 수 있을까? 어떤 메일에 먼저 답을 하고 어떤 것을 뒤로 미룰까? 어떤 메일은 절대 열면 안된다. 왜냐하면 컴퓨터 하드 드라이브를 다운시킬 수 있는 바이러스가 들어있을 수 있기 때문이다. 문제는 어떤 게 그런 메일인지 알 수 없다는 것이다.

전두엽과 뇌의 다른 영역들 사이의 협력을 통해 시간을 가늠하고, 업무 처리 순서를 정하고, 일상 생활을 설계하고, 더 높은 성과를 내기 위해 일시적 유혹을 참아낸다. ADHD가 있는 경우 여러 면에서 이러한 협력 작업에 결함이 생긴다. 학교 준비물을 빼먹고, 공과금 내는 것을 까먹어서 과태료를 물고, 일의 진행 순서에 오류가 생겨서 업무 처리가 터무니없이 지연된다.

이 지점에서 전두엽과 뇌의 나머지 부분의 협력작업이 지능(IQ)을 의미하는 것은 아니라는 점을 강조하고 싶다. 어떤 분야에서는 재능이 있고 머리 회전이 뛰어난 사람이 합의가 끝난 과제를 마무리하지 못하고, 작성해야 할 보고서를 까먹고, 팀프로젝트 마감 날짜를 놓치는 일이 생기는 이유가 그 때문이다. 수행기능과 지능은 완전히 분리된 병렬 과정이다.

이런 곤란한 문제들은 당사자는 물론 주변 사람들에게도 당황스럽다. 수행기능이 저하되었다는 말은 공항 관제탑 시설과 기기가 작

동하지 않는 것이나 마찬가지다. 모든 정보를 수작업으로 처리해야
한다. ADHD가 있다면 느긋하게 자동 조종장치를 이용하는 사치를
누릴 수 없다. 따라서 대부분 사람들에게는 당연히 저절로 작동되는
뇌의 에너지 절약 기능을 사용할 수 없다. 그러므로 긴장을 풀고 휴
식을 취하라는 선의의 충고는 ADHD 있는 사람 입장에서는 전혀 공
감하지 못하는 것이라서 역효과가 날 수 있다. ADHD의 경우, 항상
내면의 혼돈을 (자동화 대신) 수동으로 추적관리하는 통제력을 유지
하는 것이 필요하다.

　보상과 쾌락을 미래로 미루고, 몇 걸음 앞서 생각하고, 충동적으
로 행동하는 것에 저항하는 인간의 능력은 꽤나 다양하다. 멀리 내
다보고 목표를 향해 노력하는 능력은 개인마다 정말 크게 다르다. 세
계적으로 유명한 심리 연구인 '마시멜로 실험'은 네 살짜리 아이들이
더 큰 보상을 받기 위해 즉각 만족을 미룰 수 있는가에 대한 자기 통
제 능력의 차이를 확인한 것이다. 이 실험에 참여한 아이들을 대상으
로 진행한 계속 연구에서, 어린 나이에 충동을 더 잘 조절할 수 있었
던 아이들이 훗날 학교생활과 어른으로서 삶에서도 더 낫다는 결과
가 나왔다.

　최근 연구에 따르면 ADHD가 있는 아이들은 전두엽의 성숙 과
정이 ADHD가 없는 아이들에 비해 몇 년씩 늦어진다는 것을 알게
되었다. 무엇보다도 동년배 아이들과 비교할 때 뇌의 몇몇 부분에서
통제의 어려움이 있다. 다시 강조하건대 전두엽 성숙 지연이 지능이
나 다른 재능 발휘에는 거의 영향이 없지만, 뇌의 관제탑 기능과 능
력 발휘에는 확실히 영향이 있다. 좋은 평가를 받으려면 교실에서 자
리에 잘 앉아있어야 되는 것을 알면서도 돌아다니고 싶은 충동을 참

기가 어렵다. 속도위반 딱지를 떼면 나중에 면허가 취소될 수 있다
는 걸 알면서도 새 오토바이를 타고 과속을 한다. 또는 초콜릿을 너
무 많이 먹으면 배가 아프거나 후회할 것을 알면서도 참지 못한다.
ADHD가 있는 사람들은 충분히 알아보지 않고 경솔하고 충동적으
로 결정하는 경우가 ADHD가 없는 사람보다 더 많다. 그 때문에 어
떤 게 최선의 선택인지 잘 모른다고 오해받기 쉽다.

S씨와 고장난 제어장치

젊은 여성 S씨는 실제 생활에서 ADHD의 수행기능 감퇴를 경험하고 있
다. 신경정신의학적 평가 면담 중 생활에서 경험하는 다양한 어려움을 확인
할 수 있었다.

"맞아요, 그래요, 제시해주신 예들이 다 맞아요, 하지만 문제는 제가 중
간을 지킬 수 없다는 거예요, 그냥 모 아니면 도예요, 마치 음량 버튼을 제
대로 조절할 수 없는 거랑 비슷해요, 어떻게 무엇을 해야 할지 모르는게 아
니고, 그냥 제가 못한다고요."

S는 어릴 때 항상 남자아이 같다는 말을 들었다. 활발하고 적극적이었
으며, 종종 오빠들과 오빠 친구들하고 어울려 다녔다. 다혈질이었고, 종종
자신이 맡은 모든 활동에 무모하게 뛰어들었다. 지금 생각해보니 그나마 나
이 든 오빠나 오빠 친구들하고 어울렸기 때문에 급한 성격이나 감정적 분
노 폭발이 큰 문제 없이 넘어갈 수 있었던 것 같다. "제가 페널티 킥 실축하
고 뚜껑이 열렸을 때도 오빠들은 저를 귀엽고 재미있는 아이라고 봐주셨어
요."

S의 어머니는 딸의 주변이 항상 지저분했고, 집 전체에 여기저기 물건을 늘어놓았고 방도 늘 전쟁터처럼 엉망이었다고 기억했다. 어릴 때는 자존감이 높았던 편이고, 주변이 어수선한 것 때문에 걱정하거나 신경쓰지 않았다. 하지만 나이가 들면서 정리정돈을 못하는 것에 대해 점점 좌절하기 시작했다. 치우고 또 치우고 했지만 금세 다시 어지러지곤 했다.

10대 때는 더 엉망이 되었고, 감정 조절도 마찬가지였다. 주변 사람들은 그녀의 감정 폭발을 더 이상 순진하거나 매력적이라고 여기지 않게 되었다. S 자신도 볼륨 높낮이를 조절하지 못하고 유치하게 구는 것을 부끄럽게 여겼다. 평생 자신의 활동, 에너지, 감정이 양 극단으로 오가는데도 중간 정도로 조절하는 법을 배우지 못했다.

언제부터인가 아무것도 할 수 없었다. "마치 제가 죽은 것처럼 느껴졌어요. 뭔가를 해야 할 의미나 이유가 전혀 없었어요. 보통 때 같으면 금방 쉽게 할 수 있는 별거 아닌 일조차 감당할 수 없을 것처럼 느껴졌어요. 재미있고 좋은 일들도 제게는 문제로 다가왔어요. 볼륨이 최대치로 올라가도 멈출 수가 없었어요. 제가 멈추지 못하고 내버려두니까 사람들은 제가 조증 상태거나 이상해졌다고 생각했어요. 일은 잔뜩 벌리고 마무리하는 건 하나도 없었어요. 순식간에 일이 벌어졌고, 겉보기에는 논리적으로 설명도 안되죠. 결국 사람들은 제게 실망했어요."

S씨는 활동, 감정, 행동을 계획하고, 조절하고, 통제하는 것이 얼마나 어려운지, 그리고 무엇을 어떻게 해야 하는지 알면서도 생활에서 문제를 일으킨다는 것을 잘 알고 있다. 자신의 내부 볼륨을 조절 할 수 없고, 어떻게 해야 하는지 알고 있지만 도저히 할 수 없다는 것을 경험하고 있다. 시간이 지남에 따라 자존감이 점점 더 손상되기 시작했고, 때때로 완전히 절망감까지 느낀다.

제 3 장

호르몬

인류의 절반이 한 달에 몇 번씩 큰 호르몬 변화를 겪고 있다. 이러한 호르몬 변화가 사춘기부터 폐경기까지 매달 바뀔 뿐 아니라 평생 달라지고 있다는 사실이 놀랄 일은 아니다. ADHD 관련 연구가 대부분 소년과 남성에 초점을 맞추고 있기 때문에 ADHD 약물 개발 역시 호르몬 수치가 일정한 뇌를 대상으로 진행된다.

성장기 아동의 약물 용량 조절시 성장 상태나 연령 등은 고려하지만, ADHD 증상이 여성의 나이나 호르몬 수준에 따라 어떻게 달라지는지 제대로 알지 못한다. 많은 사람들이 사춘기, 생리 기간 전이나 생리 중, 폐경기 때 ADHD 증상이 변한다고 말하지만, 연구마다 다른 결과를 보인다. 폐경 전후 수년 동안 브레인 포그[1], 불면, 정서조절장애 등이 심해진다. 호르몬이 요동치는 시기가 되면 ADHD

---

[1] brain fog, ADHD 환자들이 호소하는 증상 중 하나로 항상 머릿속에 안개가 낀 것처럼 뿌옇다는 것

가 있든 없든, 많은 여성들은 인지적 어려움이 악화되는 경험을 하게 되고, 충동성이 커지는 것을 느끼며, 대체로 일상 생활의 기능이 떨어진다.

연구 결과들이 이 모든 것이 어떻게 연관되어 있는지에 대해 신뢰할 만한 설명을 충분히 제공하지는 못하더라도, 이러한 자료들을 진지하게 받아들일 필요가 있다. 좀더 구체적으로 말하자면, ADHD 치료 및 개입을 계획할 때 호르몬 요인과 관련된 개인 특성을 고려해야 한다. 따라서 이번 장에서는 호르몬 변화에 따라 여성의 몸과 뇌에서는 어떤 일이 일어나는지, 그리고 그 변화가 ADHD 증상에 어떤 영향을 주는지 알아본다.

A씨와 반복되는 공격성

A씨는 중학생 때 ADHD 진단을 받았다. 여자아이가 중학생 때 진단 받는 것은 흔치 않은 일이었지만, A씨는 남자아이들만큼 과잉행동과 충동성 증상이 두드러졌다.

여러 정황을 종합해볼 때 친밀한 사람들과의 대인관계에서 문제가 생기는 패턴이 있다는 것을 알게 되는데 몇 년이 걸렸다. 몇 번째인지는 모르지만 남자친구와 헤어진 뒤 주변에서 '생리주기 앱[2]' 사용을 권했다. 앱을 다운로드 받아서 기록을 시작했다. 생리 시작 2주일 전부터 변화가 일어나는 것을 알게 되었다. 급격한 자존감 저하와 짜증, 신체 접촉 시 불편한 느낌,

---

2) period app

자극 예민성, 그리고 무엇보다도 극도로 급한 성질과 공격성이 나타났다.

그 시기에 만난 사람들과의 관계가 부정적이고 논쟁 끝에 끝났다는 것을 알게 되었다. 진심으로 후회가 되기는 했지만 그런 상태는 몇 년이 지나도 회복할 수 없었다. 세월이 흘러도 결코 해결 방법을 찾을 수 없었다. 20대가 되었을 때, 통제불능의 정서와 공격성은 생리 전 며칠 동안 지속되었다. 40대에 들어선 지금은 인생의 절반에 가까운 2주 혹은 그 이상의 기간을 힘들게 보내고 있다.

A씨는 생리 전 2주일을 "ADHD 특급"으로 생각한다. ADHD 증상은 심해지는데 A씨가 준비하는 대책은 별 도움이 되지 않았다. 하지만 오늘날 앱으로 생리주기를 추적하면서 주치의가 A씨를 위해 준비한 맞춤형 치료프로그램으로 약물을 조절하는 해결책이 먹혀들어갔다. 당뇨병 환자가 상태 변화에 따라 인슐린 용량을 조절하며 사용하는 것과 비슷하다. 주치의가 ADHD 약물을 생리주기에 따라 조절해 주는 치료 프로그램과 함께 생리주기 앱을 통해 자신의 생리주기를 추적하는 솔루션은 성공적이었다.

또한 자신의 정신 상태가 생물학적 현상에 의한 것이라는 병식을 갖게 되면서 손상된 자존감도 회복되고 있다. 생리와 관련되서 취약해지는 기간 동안 제대로 대처할 수 있게 되면서 공황증상처럼 심한 증상도 사라졌고, 나중에 후회하게 될 성급한 결정을 내리는 일도 최소한으로 줄일 수 있게 되었다.

여성 호르몬과 뇌

ADHD 증상은 단독으로 발생하지 않는다. 개인의 몸과 마음의 내적, 외적 환경의 맥락을 고려해야 한다. 여성에서 특히 그렇다. 여성 호르몬인 에스트로겐은 뇌의 성장과 기능에 영향을 미치며, 그 정도는 연령대에 따라 다르고 생리주기에 따라 달라지기 때문이다. 여성의 호르몬 수치는 일생 동안 그리고 각 월경 주기 동안 크게 변화하며, 생식 기관뿐만 아니라 뇌의 정보 입출력에도 영향을 준다.

하지만 안타깝게도 정상 호르몬 활동이 여성의 ADHD 증상에 어떻게 작용하는가에 대한 연구는 극히 드물다. ADHD 약물 사용시 인체의 다른 호르몬들이 어떻게 반응하는지에 대해서는 더 제한적이다. 여성 환자들은 호르몬 변화가 중요하다고 호소한다. 이러한 내용에 대해 구체적인 근거를 찾을 때까지 ADHD 여성을 평가, 진단, 치료할 때 몇몇 이론을 참고해서 도움을 받을 수 있을 것이다.

동물 실험에서는 에스트로겐과 도파민이 밀접하게 얽혀서 작업을 매개하는 것이 증명되고 있다. 에스트로겐은 뇌세포를 자극하고 도파민 생산에 중요한 역할을 한다. 생리 기간 중 에스트로겐과 프로게스테론 같은 여성 호르몬 수치 변화는 의사결정, 사회적 역량, 감정 조절과 연관된 뇌의 많은 영역에 영향을 미친다. 특히 체내에서 분비되는 프로게스테론은 물론, 피임을 위해 복용하는 합성 프로게스테론이 여성의 기분에 영향을 미친다는 보고도 있다.

에스트로겐과 도파민의 상호작용을 고려할 때, ADHD 치료에 사용되는 중추신경자극약물 효과도 성호르몬의 변화에 영향을 받을 것으로 보인다. 많은 여성 환자들이 생리주기의 첫 단계(난포기[3])에서 약물의 효과가 향상된다고 보고한다. 월경 주기의 첫 2주일 동안 에스트로겐 수치는 상승하는 반면, 프로게스테론 수치는 낮게 유지

---

3)   follicular phase

된다. 생리 후반 2주일(황체기[4]) 동안, 프로게스테론 수치가 상승하
면 에스트로겐의 영향은 감소한다. 안타깝게도 호르몬 변동이 치료
효과에 어떤 영향을 미치는지, 생리주기에 따라 ADHD 치료약물 용
량을 조절해야 하는지를 탐색한 연구는 내가 알기로는 아직 없다. 월
경 주기 동안 호르몬 수치를 조절하는 피임약으로 여성의 ADHD 증
상과 감정 조절을 개선할 수 있을거라는 흥미로운 가설이 있지만, 아
직 확인된 바 없다.

　이러한 주제에 대해 흥미롭고 유망한 이론들이 많이 나오고 있지
만 이러한 호르몬 변동에 따라 ADHD가 어떻게 달라지는지 대규모
집단을 대상으로 진행한 연구는 없다. ADHD 증상을 가진 여성들과
호르몬 변동 관련성에 대한 연구가 부족한 이유 중의 하나로 연구 주
체가 다른 점을 들 수 있다. 즉, 여성호르몬 전문가는 산부인과 전문
의이며, ADHD와 공존정신장애는 정신건강의학과에서 다루기 때
문이다. 비록 많은 여성들이 그들의 일상과 생리주기 동안 호르몬 변
화와 관련하여 증상 악화와 일상 기능 저하를 호소하고 있으나, 여성
에서 ADHD와 호르몬 관련 고통을 덜어줄 방법이나 근거는 미미한
편이다.

아동기

　호르몬을 생산하는 난소는 태어날 때부터 휴면기에 있으며, 아동
기에도 호르몬 작업은 하지 않는다. 아동기처럼 호르몬 농도 변화가

---

4) luteal phase

없는 안정된 상태 지속이 오히려 ADHD가 있는 여자아이들이 힘들게 겪고 있는 문제를 찾아내기 어렵게 만들 가능성도 생각해 볼 수 있다. 그런 점에서는 DSM-5에서 진단기준을 바꾸면서 성인 ADHD 환자 진단 시 어린 시절의 ADHD 증상 확인에 필요한 나이 기준을 7세에서 12세로 올린 것이 진단에 도움이 될 수 있다. 하지만 여자아이들 진단에서 연령 기준은 여전히 장벽이 될 수 있다. 왜냐하면 여자아이들의 외현화 증상은 호르몬 분비가 시작되면서 나타나는 경우가 많기 때문이다. 즉, 12세 경 또는 그 후부터 증세가 두드러진다.

사춘기가 시작되면, 뇌에서 분비된 호르몬이 자궁을 자극하여 첫 배란이 시작될 때까지 에스트로겐 분비가 증가한다. 이후 기본적으로 매달 에스트로겐과 프로게스테론을 생산한다.

사춘기와 십대

십대 시절은 가능성과 위험이 공존한다. 청소년이나 십대 자녀를 둔 부모 모두, 이 시기는 매우 격정적이고 겁나는 시기이다. 그 시절을 보내고 있다면 그저 행운을 빌며, 험난한 여정을 잘 마치고 그 끝에 서 있기를 바랄 수 밖에 없다.

많은 가정의 십대들이 열띤 논쟁을 통한 대인관계를 맺는데, 그런 갈등, 눈물, 거친 말들이 왜 필요한 것일까? 왜 꼭 그런 식이어야 할까? 다섯 아이를 키우고 있는 나를 포함한 십대 자녀가 있는 부모들은 그 이유를 알 것도 같다. 나 자신을 돌이켜봐도 그다지 자랑스럽지 않았음을 인정한다. 십대 자녀와 관련된 질풍노도가 여러분의 집에 들이닥치면, 일단 한 발 뒤로 물러서서 생각을 가다듬는게 도움이 된다. 서로 유전적으로 엮여있는 가족 구성원들이 이런 압박을 받게 되는게 어떤 자연의 섭리인가 곰곰이 생각해 보기를 권한다.

십대 자녀들은 부모와 친척들이 인생에서 가장 좋고 가장 바람직한 사람이라는 생각에 회의를 느끼기 시작한다. 이는 자연의 섭리다. 이 시기의 아이들은 부모님의 의견, 가치관, 그리고 그들의 삶의 방식에 의문을 제기한다. 그 결과 부모로부터 독립해서 자신과 전혀 다른 유전자를 갖고 있는 새로운 집단을 향해 떠나고 싶게 만든다. 왜냐하면 부모와 계속 함께 살게 된다면 새로운 가족을 만들 기회가 줄어들기 때문이다. 그렇게 살 수는 없지 않은가? 자연의 섭리는 항상 자손을 생산하는 길을 최우선시한다. 자연은 우리의 뇌, 특히 전두엽 발달을 10대 시절까지 완성되지 않은 채로 남겨 두었다. 어쩌면 자연의 섭리란 십대들이 위험을 감수하고, 부모의 충고보다 친구들의 가치를 더 중요하게 여기게 되는 것이다. 아마도 자연의 관점에서 볼 때 또래들에게 받아들여지고, 자신의 가족을 형성할 수 있는 새로운 사회 집단을 구성하는 것이 우리 종의 생존을 위해 중요하기 때문일 것이다.

유감스럽지만 10대는 뇌를 포함한 신체 변화가 많이 일어나며, 그로 인해 스트레스, 사회적 불안정, 그리고 정신 질환의 위험이 증가한다. 이는 ADHD가 있는 여자아이나 젊은 여성들에게 특히 해당된다. ADHD를 가진 소녀들과 젊은 여성들을 어린 나이부터 성인 나이까지 추적한 미국의 한 연구에서, 특히 여자아이들의 고통의 정도는 ADHD가 없는 또래 아이들에 비해 꽤 높은 수준임을 보고하였다. 이러한 십대들 중 일부는 ADHD가 없는 소녀들에 비해 학교에서 또래관계나 학업에서 문제가 더 많이 생기고, 흡연, 음주, 마약을 더 일찍 시작하고, 더 심한 우울증을 경험한다. 때때로 주변에서는 아이들이 10대가 될 때까지도 ADHD 관련 문제를 알아차리지 못하기도 한다.

ADHD가 있는 소녀와 젊은 여성들은 자존감이 낮고 또래들에게 받아들여지지 못하는 경우가 많아서 종종 위험한 상황에 노출된다. 특히 대인관계와 성관계가 문제가 된다. 이들은 또래들에 비해 더 일찍 성관계를 경험하며, 더 많은 파트너와 성관계를 갖는다. 애정과 인정을 갈구하는 것도 위험요인으로 작용하며, 결과적으로 부정적 건강 문제가 발생한다. 성병, 계획되지 않은 임신, 낙태, 십대 미혼모가 될 위험 지대에 있다. 나의 연구에서는 ADHD가 있는 여성이 그렇지 않은 여성들에 비해 미혼모가 될 확률이 여섯 배나 높았다.

ADHD 여성들이 십대 미혼모가 될 위험이 높은 이유에 대해 정확히 알려진 바는 없다. 인지기능 손상, 수행기능 이상, 충동성 같은 증상 때문에 경구 피임약 복용을 잊어버리는 것, 공존장애 때문에 피임약의 부작용이 악화될 가능성, 낮은 자존감과 동료들의 따돌림 때문에 정신사회적 문제 발생 등을 고려할 수 있다. 피임약의 정서 및 감정 문제 부작용은 젊은 여성들에게 비교적 흔한 편이고, 특히 정신건강 문제가 있는 경우 더 많이 발생한다. 실제 ADHD가 있는 젊은 여성들은 경구피임약보다 효과는 덜 좋더라도 부작용이 적은 피임법을 찾게 된다.

나를 포함한 연구진은 최근 연구에서 ADHD를 가진 젊은 여성들이 일반 여성들에 비해 호르몬 피임약 복용시 더 많은 문제를 가지고 있다는 것을 확인했다. 즉, ADHD가 없는 같은 연령대 여성들에 비해 경구 피임약 사용 후 우울증에 걸릴 위험이 다섯 배 증가했다. 학교에 다니고 한참 성장 발달해야 할 어린 나이에 부모 역할이 겹치면 ADHD로 인해 이미 겪고 있는 부정적 정신사회적 문제가 증폭될 위험이 있다. 따라서 피임 방법 선택 시 우울증이나 감정 기복의 위험이 적은 대안을 찾아야 한다. 자궁내 장치[5]는 ADHD를 가진 젊은 여성의 십대 임신을 예방하는 안전하고 효과적인 대안이 될 수 있다.

아쉽게도 정신장애 진단을 받은 여성들은 종종 피임약 연구에서 제외되기 때문에 이 중요한 분야에 대한 지식이 매우 부족하다. ADHD를 가진 여성들의 생물학적 특성을 고려한 이 분야의 연구들은 ADHD가 있는 여성의 삶의 질을 극적으로 향상시키는데 기여할 것이다.

생리주기

여자아이들은 보통 10세에서 16세 사이에 첫 생리를 한다. 평균 생리주기는 28일이지만, 생리불순이 없는 여성에서 4일 정도는 차이가 날 수 있다.

28일 주기를 가진 여성의 경우, 첫 2주 동안은 에스트로겐 수치가 연속적으로 증가하는 난포기이다. 이 시기에 프로게스테론 생성은 없다. 에스트로겐은 세로토닌이나 도파민같이 뇌에 있는 중요한 신호 물질 방출에 영향을 미친다. 에스트로겐은 일반적으로 여성들의

---

5) IUD, intrauterine device. 자궁내 피임기구는 자궁 내에 삽입되어 임신을 방지하는 피임기구. 장기간 작용하며, 원하는 시기에 제거할 수 있는 가역적 산아제한의 한 형태

수행기능과 주의력에 긍정적으로 작용한다. 호르몬이 ADHD 증상을 가진 여성과 소녀들에게 어떤 영향을 미치는지 잘 알지 못하지만, ADHD를 가진 여성이 생리 후 첫 2주일간 감정적으로나 일상 생활에서 덜 힘들다는 것은 잘 알려져 있다.

뇌하수체에서 분비되는 난포자극호르몬[6]은 난소에서 배란준비를 돕고, 황체호르몬[7]은 배란을 촉진시키고 자궁내막 형성에 기여하면서 생리주기에 관여한다. 배란은 다음 생리가 시작되기 약 14일 전에 일어나며, 난포는 황체로 전환된다. 황체는 임신을 진행하기 위해 점막형성을 돕는 프로게스테론을 생성하며, 프로게스테론은 수정란 착상과 임신을 대비하여 자궁 내막을 형성한다. 프로게스테론 수치는 셋째 주와 넷째 주에 높아진다. 프로게스테론은 ADHD 증상에 부정적으로 작용한다. 따라서 황체기에 ADHD가 있는 여성들은 문제 행동이 악화되고 일상생활 기능이 떨어진다.

월경전증후군과 월경전불쾌장애[8]

많은 여성들이 생리 며칠 또는 몇 주 전부터 갑작스럽고 거슬리는 기분, 불안, 짜증, 수면 장애 등 불편한 경험을 한다. 월경전증후군과 이보다 불쾌감이 두드러진 심한 형태인 월경전불쾌장애는 호르몬 변화와 관련있으며, ADHD 여성에서 더 흔히 나타난다.

---

6) FSH, follicle stimulating hormone
7) LH, luteinizing hormone
8) PMS, premenstrual syndrome, PMDD, premenstrual dysphoric disorder

가임기 여성에서 이 증후군이 어느 정도로 흔하게 나타나는지에 대해서는 의견이 분분하다. 증상을 어떻게 정의하느냐에 따라서 차이가 생기고, 문제가 생기는 시점을 어떻게 정하는가에 따라서도 차이가 생긴다. 왜 그러한 개인차가 생기는지 정확한 자료가 부족하다. 생리주기 동안 에스트로겐과 프로게스테론 수치 변화에 따른 신체 변화에 대해서 다양한 이론이 있다. 결론이 난 것은 아니지만 에스트로겐은 뇌를 작동시키는 연료 역할을 해서 인지 및 수행기능 촉진, 수면의 질과 기억력 향상, 감정 조절에 기여하는 것으로 알려져 있다. 에스트로겐은 평생 여성의 전반적 정신건강에 기여한다. 한편, 월경전증후군과 월경전불쾌장애는 황체기 동안 프로게스테론 농도 상승과 연관이 있다는 연구 보고가 있다. 따라서 프로게스테론이나 대사물질은 일부 여성에서 불안이나 공격성 조절을 힘들게 만들고, 앞서 말한 것처럼 ADHD 여성의 조절력이나 일상 기능에 좋지 않은 영향을 미친다.

ADHD가 있는 여성들은 ADHD 만으로도 힘든데, 요동치는 호르몬 농도 변화와 함께 ADHD 증상을 다스려야 해서 더 힘들어진다. 성공적인 ADHD 관리를 위한 핵심 요소는 자기 통찰력과 자기 인식이다. 호르몬 변화와 함께 ADHD 증상을 포함한 모든 것이 계속해서 변화한다면 성공적 관리가 몇 배 더 어려울 수도 있다. 월경 주기와 관련해서 ADHD 증상 악화와 부정적 결과를 줄이기 위해서는 장단기적 관점에서 지속적으로 이러한 문제에 주의를 기울이고 적절한 지원을 제공해야 한다.

임신

ADHD가 있든 없든 여성들은 언젠가 자녀를 가질 수 있다. 임신은 자연 현상이지만 매우 '예외' 상황이고, 이는 여성의 호르몬 균형과 심리적 안녕에 영향을 미친다. 태아가 자라는 동안 태반에서는 산모의 모든 장기에 영향을 미치는 호르몬을 생산하며, 그 결과 산모의 부신호르몬이나 갑상선 호르몬 분비가 증가한다. 이러한 호르몬 변화에 대해 산모가 어떻게 반응하거나 느낄지 예측하기 힘들고, 개인차가 크다. 특정 호르몬 수치가 빠르게 변화하는 동안, ADHD와 상관없이 많은 여성들은 임신 초기에 피로감과 감정 기복을 경험한다.

임신 초기 에스트로겐 분비가 늘면서 ADHD와 상관없이 많은 여성들이 편안함을 느낀다. 하지만 몸매 변화, 상황 변화, 호르몬 변동에 대한 민감성 등이 문제가 된다면 ADHD가 있는 여성에게 임신은 시련으로 다가올 수도 있다.

ADHD가 있는 여성들이 임신으로 인한 몸의 변화를 불편하게 느끼고, 출산 시 통증을 겁내고, 부모가 되는 것에 자신이 없다고 하는 경우가 왕왕 있다. 산모와 주변 사람들이 ADHD 특유의 취약성에 대해 얼마나 알고 있느냐에 따라 임신 기간 내내 영향을 미친다. ADHD 약물이 임신에 어떤 영향이 있는지 잘 알지 못하기 때문에 임신을 준비하는 동안이나 임신 중에 약물을 끊는 경우가 있다. 현재로서는 임신 중 ADHD 약물 사용에 대하여 확실한 조언을 할 수 있을만큼 경험이 충분하지 않다. 중추신경자극약물이 산모나 태아에 해가 된다는 명확한 근거는 없다.

ADHD 약물 외에도 임신 시 모든 약물치료는 약물 사용에 따른 득실을 꼼꼼히 따져야 한다. 약물 유지와 중단 결정은 ADHD 증상 정도, 잠재적 위험요소 등을 근거로 결정한다. 산모와 배우자, 정신건강의학과 전문의, 산부인과 주치의 사이에 약물 사용 여부에 대해 논의가 필요하다. 가장 중요한 점은 산모와 태아의 정신적, 정서적, 기능적 안녕이다.

출산과 새내기 엄마되기

아기를 갖는 경험이야말로 인생에서 가장 특별하고 즐거운 순간 중 하나이다. 하지만 어떤 이들에게는 겁나는 일이 될 수도 있다. 여성들이 임신과 출산 후에 기분이 처지거나 우울해지는 일이 드물지 않다. 특히 처음 부모가 된 ADHD 환자들도 해당된다. 산후우울증 빈도가 일반 인구에 비해 ADHD 여성이 더 높다는 연구도 있다. 기존 ADHD에 따른 부담외에 이런 문제가 겹치면 더 힘들어진다. 어떤 이는 일시적으로 기분이 처지다가 불안이 계속되고 분노와 안 좋은 생각에 사로잡히는 우울감 비슷한 상태가 된다. 꼼짝할 수 없을 정도로 피곤해지기도 하고, 겁나는 일이 터질 것 같은 두려움을 느끼기도 한다.

ADHD를 가지고 사는 것이 얼마나 힘든지 이해하고 있다면, 출산과 육아가 새내기 엄마의 정신건강에 심각한 위협이 될 수 있음도 알 수 있을 것이다. 불면증에 취약한 사람에게 수면 시간이 불규칙한 신생아는 큰 부담이다. 자신의 일상 생활을 정리하는 데 어려움을 겪는 사람에게는 예측불허의 다양한 요구를 들어줘야 하는 아기 돌보기는 불가능한 일이라고 느껴질 수도 있다. 육아를 위해 필요한 여분의 조직화 기술을 마련하거나 추가 스트레스를 감당하기 어렵기 때문이다.

ADHD 여성이 산후우울증에 걸릴 위험을 직접 확인한 연구가 거의 없지만, 출산 전후의 경험이 부정적으로 작용하면서 위험요인이 될 수 있다. ADHD가 있는 경우 불안과 우울증에 대해 매우 취약하고 일상 생활 적응에 어려움이 꽤 있음을 감안하면, 호르몬 변화와 출산 같은 결정적 상황에서 더 민감해지는 것이 예상된다.

이 때문에 임신과 출산으로 인한 각종 스트레스와 우울증을 제대로 인식하고, 가능하다면 예방해야 한다. 출산에 앞서 산모, 배우자, 가족, 의료진 등이 함께 확실하게 대책을 마련하고 소통하고 지지해주고 부담을 덜어준다면, 산모와 아기는 새로운 삶을 최상의 상태로 시작할 수 있을 것이다.

폐경과 노화

ADHD가 아이들이나 젊은이들뿐 아니라 노년기까지 이어진다는 사실이 알려지고 있다. 폐경기는 에스트로겐이 감소하면서 임신 가능성이 없어지는 시기이다. 마지막 생리 후 12개월이 경과하면 폐경기로 정의한다. 평균 연령대는 만 51세이다.[9]

에스트로겐 감소는 폐경기 시작보다 5-10년 전부터 시작된다. 대부분 여성들이 47세 경부터 생리주기가 불규칙해지면서 생리기간도

---

9) 우리나라 여성 평균 폐경나이는 49.9세 (출처. 김수진, 박상신. 대한보건연구 2021년 47권 1호, 1-9)

들쑥날쑥해지는 폐경이행기에 접어든다. 생리 양도 늘었다 줄었다 한다. 에스트로겐과 프로게스테론 분비가 불규칙해지기 때문이다. 에스트로겐 분비가 감소하면서 난포자극호르몬과 황체호르몬 분비는 처음에는 높아지다가 점차 줄어든다. 따라서 폐경이행기와 폐경기 단계를 평가하는 지표로 이들 두 호르몬을 측정한다.

폐경기에는 배란이 중단되기 때문에 더 이상 프로게스테론을 생성하지 않으며, 그에 따라 월경전증후군 증상도 점차 사라진다. 하지만 폐경이행기나 폐경기 때 호르몬 농도 변화가 심하기 때문에 ADHD가 있든 없든, 감정 기복과 인지 기능이 꽤 심해질 수 있다.

ADHD가 있는 여성들에게 폐경기는 특히 골치거리이며 건강에 지장을 초래할 수 있다. 생리주기 동안 에스트로겐 수치 변화는 뇌를 포함한 신체에 영향을 미치고, 폐경기에도 마찬가지다. 일부 여성들에게는 호르몬 변화 외에도 생활 환경변화(예, 퇴직, 이사, 친지 및 배우자 사망)가 다른 사람들보다 더 심한 스트레스 요인이 될 수 있다. 에스트로겐 감소는 세로토닌과 도파민 농도에 영향을 미치며, 그에 따라 감정, 기분, 기억력, 체력, 스트레스 역치에도 영향이 있다. ADHD가 있는 많은 여성들이 폐경기 동안 기존 증상이 악화된다고 말한다. 일부 환자는 전에 전혀 없던 증상이 처음 나타났다고 호소한다.

ADHD 유무와 관계없이 많은 여성들이 기억력이 떨어진다며 치매나 알츠하이머 병에 대한 검사를 위해 병원을 찾는다. 이전에 ADHD 진단을 받은 적이 없는 경우, 이런 증상이 갱년기, 치매, 또는 ADHD 중 어떤 상태와 가장 관련이 있는지 평가하는 것이 쉽지 않다.

ADHD 치료를 하면서 갱년기에 접어든 경우, 호르몬 변화가 약물효과에 영향을 줄 수 있고, 전에는 증상 대처에 유익했던 전략이 잘 먹히지 않을 때도 있다. 그런 경우 주치의와 함께 새로운 치료계획을 세워야 한다.

성생활

성(性)은 사적인 것이며 많은 사람들에게 민감한 주제이다. ADHD에 대해 이야기할 때 유감스럽게도 이 중요한 주제에 대해 거의 다루지 않는 편이다. 아마도 여성들에게는 더 사적이며 민감한 주제이기 때문일 것이다. ADHD가 있는 여성들이 친밀한 관계에서 성적으로 특별한 어려움이 있는지, 있다면 어느 정도인지 조사한 연구는 없기 때문일 수도 있다.

ADHD 관련 증상으로 인해 이 사적인 영역에도 지장이 있을 것이라고 생각할 만한 이유가 있다. ADHD는 종종 뇌의 특정 기능 조절 문제로 어려움을 겪는다. ADHD가 있는 많은 여성들은 성욕과 쾌감을 느끼는 것과 관련된 문제가 있다고 말한다. 규칙적 일상 유지 어려움으로 에너지가 고갈되다 보면 성관계를 갖는다는 생각만으로도 또 다른 귀찮은 일거리가 있는 것처럼 느껴질 수 있다. 또는 끊임없이 안절부절 못하고 신나는 일을 쫓아 다니다 보면 한 사람하고만 관계를 길게 유지하는 게 어려워 질 수 있다.

자연이 인간의 생존 가능성을 높이기 위해 부여한 뇌의 보상 체계가 성(性)과 매우 관련이 있다는 것을 기억해야 한다. 성관계를 하고 유전자를 퍼뜨리고 후손을 생산하는 것이야말로 자연의 선물이다. 성행위를 할 때 뇌에서는 도파민을 분비하는 보상체계가 작동된다. ADHD가 도파민 수치 조절에 어려움이 있고, ADHD가 있는 사람들이 일반인에 비해 동기와 보상체계 사이의 조절에도 어려움이 있음은 알려진 사실이다. 섹스는 물론 도박, 술, 음식, 마약 등에 취약하다.

ADHD의 핵심 증상 중 하나인 충동성도 성생활에 문제를 일으킬 수 있다. 이미 소중하게 생각하는 사람과 사귀고 있거나 결혼을 했다면, 그리고 상대방의 가치관을 진정으로 공유하고자 한다면 그 관계를 잘 유지해야 한다.

올바른 설명 모델과 지원, 자기 인식이 있다면, ADHD가 갖고 있는 남과 다른 보상체계에도 불구하고 풍요롭고 충만한 성생활이 가능하다.

제 **4** 장

투명소녀

앞에서 언급된 바와 같이 ADHD는 역사적으로 남자아이들에게 더 흔히 붙는 진단이었다. 남자아이 대 여자아이의 비율은 3:1부터 16:1까지 연구마다 차이가 있다. 이런 비율은 유년기는 물론 임상 현장에서도 두드러지지만 성인이 되면 남녀비는 비슷해진다.

성별 균형이 맞지 않는데는 몇 가지 이유가 있다. 먼저, 여자아이들은 종종 ADHD의 주의력결핍형 또는 ADD로 진단된다. 주의력결핍 증상은 과잉행동이나 충동성에 비해 알아차리기가 쉽지 않고 이해하기도 어렵다. 즉, 여자아이들은 흔히 남을 방해하지 않는 ADHD 유형으로 진단된다. 또래 관계에서 뒤처지고 자신을 제외한 누구에게도 문제를 일으키지 않고 대인관계에서 실패한다. 게다가 이렇게 실망스런 결과를 자기 탓으로 돌리는 경향이 있다. 따라서 부모, 학교, 청소년 클리닉 및 의료 서비스는 종종 여자아이들의 문제를 간과한다. 그 결과, 남자아이들에 비해 ADHD 진단률은 낮지만, 부정적 결과는 남자아이들만큼 민감하다.

ADHD를 앓고 있는 모든 소년과 남성들은 지나치게 활동적이고, 반항적이고, 공격적이고, 소란스러운 반면, 소녀와 여성들은 모두 고민을 내면으로 돌린다는 것은 사실이 아니다. 만약 무엇을 찾아야 하는지 제대로 알고 있다면, 소녀들과 여성들의 과잉행동과 충동성과 관련된 징후를 꽤 많이 찾아낼 수 있다. 그러나 정서 조절 이상, 자해 또는 위험한 성행동과 같은 여성의 과잉 행동 및 충동 증상은 종종 다른 조건(예, 경계성 성격 장애)에 기인하거나 사회적 또는 환경적 요인(예, 부정적 양육, 나쁜 친구의 영향 또는 외상)에 의한 것으로 설명한다. 안타깝게도 여자아이들이 과잉행동과 충동성 증상을 보이면 종종 반항과 외현화 행동이라고 생각하지만, 남자아이들의 같은 행동은 대개 '전형적 ADHD 증상'으로 해석된다.

교사들에게 특정 문제를 보이는 아이들에 대한 설명을 부탁하면 지지해주기, 수용해주기, 병원치료 등을 추천해주는데, 대개 남자아이들 위주로 구성된 것이 대부분이다. 성별에 따라 차이가 없는 것처럼 보이지만, 아들과 딸을 대하는 부모 태도 역시 편향성이 있다. 안타깝지만, 아들에 비해 딸의 과잉행동과 충동성에 따른 문제와 심각성을 과소평가하는 부모들이 있는 것이 사실이다. 다시 한 번 강조하건대, 소녀들의 문제는 외상적 삶의 사건 탓으로 돌리는 경향이 있는 반면, 소년들의 문제 행동은 의학적 또는 유전적 요인으로 귀결된다. 한편, 아이들의 ADHD 증상에 대한 주변인물들의 판단을 비교한 결과, 부모가 교사들보다 ADHD를 발견할 확률이 높다는 연구도 있다. 부모들은 자기 딸을 또래 여자아이들과 비교하고, 교사들은 남자아이들을 포함한 학급 전체와 여자아이의 행동을 비교하기 때문일 것이라고 하였다.

여자아이들의 ADHD 진단을 놓치는 이유 중 하나는 불안, 우울, 강박 등의 내현화 증상 위주의 공존장애가 있기 때문이다. 또한 자기 문제를 보완하기 위해 완벽주의를 지향하기 때문에 ADHD 보다는 다른 정신장애진단을 받을 확률이 높다. ADHD가 있는 여자아이들이나 십대들은 사회성, 대인관계, 정신성적 문제와 투쟁한다. 정서불안과 에너지 조절에 어려움을 겪게 되고, 종종 지속 가능하고 건강한 대처 전략의 개발이 지연된다. 이는 사회 생활과 또래 관계 형성을 어렵게 만들고, 그 결과 삶의 질과 자존감이 떨어진다.

적절한 진단을 받지 않고 보낸 기간이 길어질수록 ADHD 관련 증상은 더 심각해진다. 게다가 진단을 받는다고 해도 같은 나이대에 진단받은 남자애들에 비해 여자아이들의 지원과 치료는 소홀한 편이다. 같은 증상을 보이더라도 남자아이들은 진단을 받지만, 여자아이들은 진단과 치료에 필요한 기준을 충족하지 못하는 경우가 더 많다는 연구결과들이 있다. 결과적으로 남자아이들은 여자아이들보다 더 자주 치료와 상담을 받는다.

따라서 소녀와 여성들이 진단 과정에 진입하는데는 장벽이 있고, 그에 따라 진단이 지연되는 것이 현실이다. 그나마 헌신적인 연구자들과 임상의사들 덕분에 ADHD를 가진 소녀들과 여성들의 독특한 문제를 더 잘 이해하는 쪽으로 진전되고 있고 상황도 서서히 달라지고 있다.

자존감과 대인관계

인간은 사회적 동물이지만, 개인차가 매우 크다. 아기들은 태어날 때부터 생존에 필요한 사회성 기술을 가지고 있다. 어릴 때부터 사회생활에 필요한 기술을 연마해가며, 청소년기와 성인기 초기에는 더 정교하게 가다듬는다. 사회성은 독립된 성인으로 살아가기 위해 매우 중요한 발달 과제이다. 부모나 돌봐 주는 이들의 도움을 받지 않고 문제를 해결해낼 수 있을만큼 키워 나가야 훗날 어떤 상황에서든 적응할 수 있다. 성공적으로 상호 소통이 가능해지면 다른 이들에게 받아들여지고 함께 살 수 있게 되며, 적절한 자존감과 자기상을 획득하게 된다.

"스스로에게 만족하는가, 자존감은 적절한가, 미래에 대해 희망적인가?" ADHD가 있는 여자아이나 여성들은 자신들의 삶의 질과 정신건강에 대해 부정적이다. ADHD가 있는 10대 소녀들은 ADHD가 있는 남자아이들에 비해 자기들의 문제나 자기자신을 더 부끄럽게 생각한다. ADHD가 없는 또래 소녀들에 비해 더 높은 수준의 스트레스를 경험하며, 자기들의 삶을 통제(조절)할 수 없다고 느낀다. 이러한 스트레스 경험, 낮은 자존감, 사회 기술 부족 등은 인생 전반에 걸쳐 따라다니고, 성인기 대인관계에 영향을 준다.

연구에서도 이들의 미래가 어둡다는 것을 시사한다. 여자아이들의 'ADHD 행동'이 남자아이들의 행동과 비슷한 경우, 주변에서는 더 많이 지적하고 받아주지 않는다. ADHD가 있는 여자아이들은 점점 더 남들과 다르다고 느끼고, 어디에서도 적응할 수 없다고 느끼게 된다.

ADHD를 가진 아이들은 사회생활이나 대인관계가 점점 더 힘들게 느껴진다. 논쟁이나 갈등 상황에 취약하기 때문에 친구도 거의 없다. 다른 이들에게 인정받지 못하고, 종종 괴롭힘을 당하거나 따돌림을 받는다. 친구들은 물론 어른들도 자기를 받아주지 않을 것이라고 생각하게 되는 것이 새삼스러운 일이 아니다.

많은 여자아이들과 여성들은 남들과 다른 경험을 반복하면서 끊임없이 불쾌한 자존감 문제를 겪고, 때로는 자기혐오로 발전하기도 한다. 진심으로 달라지고 싶다고 말한다. 하지만 ADHD의 유전 특성을 고려하면, 대인관계는 물론 학업과 직업 환경에서도 부정적 결과를 초래할 수 있다. 정보를 인식하고 이해하는 속도가 느리다는 것을 알고 있기에 사회생활에서 어려움을 겪는게 그다지 이상한 일이 아니다.

주의력문제가 심각한 십대 여자아이들을 대상으로 장기간 관찰한 연구에서 친구가 없고 부모와 집안에서 생활하는 시간이 더 많다고 하였다. 단순히 '평범하지 않고 안타깝다' 정도로 끝나는게 아니다. 또래에서 떨어져 나와 혼자 지내는 시간이 길어질수록 현재는 물론 미래에도 해로운 결과로 이어질 수 있다.

P양, 남과 다름을 받아들이기

ADHD가 있는 많은 소녀나 여성들은 자신들이 사회에서 소수집단에 속한다고 말한다. 나의 직장 동료가 올해로 17살이 되는 자기 딸 P에 대해 자문을 구했다.

아이는 학교 생활이나 친구 관계에서 어려움이 많았으며, 작년에 ADD로 진단을 받았다고 한다. 아이는 불안, 자기 의심, 우울증과 수면 장애에 시달렸고, 증상은 기복이 심했다.

유난히 조용하고 느리고 소극적이라서 어릴 때부터 가족들은 걱정이 많았다. 다섯살 되던 해, 중간중간 멍때리는 것이 간질의 일종인 소발작은 아닐까 해서 신경과 의사에게 진료를 받았다. 간질은 뇌파 검사[1]로 확인한다. 몇 달 후 뇌파 검사를 했다. 엄마인 내 동료는 딸에게 검사에 대해 미리 설명해 주었다. "선생님들이 네 머리에 작은 스티커랑 전기줄을 붙일 건데, 너는 가만히 있으면 된단다. 하나도 안 아플거야. 뭐 잘못된 게 있나 보는거야. 니 머리에 뭐 다른 게 있는지 볼거야." 아이는 지시를 잘 따랐다.

검사 후 몇 주일 뒤 '뇌파 검사: 이상 소견 없음'이라는 결과가 도착했다. 유치원에서 집에 가는 차 안에서 엄마는 아이에게 검사 결과를 설명해 주었다. "우리 병원 가서 머리에 전기줄 붙이고 검사 한 거 기억나니? 그 검사 결과에서 니 머리는 아주 깨끗하단다. 아주 좋대."엄마는 아이가 뇌파 검사한 것을 제대로 기억하지 못할 거라고 생각했다. 그래서 아이가 다음과 같이 반응할 때 다소 의외였다. "응, 그래? 아냐, 아닐 거 같은데!"

9년이 지난 뒤 주의력부족이 주증상인 ADD로 진단받았다. 아이는 다섯 살때 검사받은 것도 기억하고 있었고, 자기 뇌가 뭔가 다르다고 생각하고 있었다. 아래 내용은 아이가 다섯 살 때 했던 말이다. 경험상 가장 어린 나이에 ADHD를 느낀 아이의 표현이다. 당시 어른들은 ADHD를 의심하기도 전에 말이다.

"아니, 난 다른 애들이랑 달라. 그래도 괜찮아. 처음부터 알고 있었어. 그거 있다고 해도 상관없어."

---

[1] 머리에 여러 개의 전극을 붙이고 뇌의 전기 활동을 확인해서 뇌 기능을 검사하는 방법. 주로 간질 진단에 사용.

기대치, 핸드백 속이 지저분한 소녀

"나는 내가 아는 사람 중에 가장 똑똑한 바보다. 핸드백 속이 지저
분한 소녀들 중 하나다."
                             -신시아-

여자답다는 것에 대한 사회적, 문화적 불문율 같은 기대치가 있
을까? 그럴 가능성이 아주 높다. 그런 기대치가 ADHD가 있는 사람
에게 영향을 미칠까? 매우 그렇다.

위의 언급한 신시아는 ADHD를 앓고 있으며, 항상 핸드백 속이
엉망인 소녀라고 자신을 소개한다. 그럴 것 같다. ADHD 때문에 조
직화, 구조화, 일상생활 순서 정하기 등이 어렵다 보면, 핸드백 속이
지저분한게 당연한다. 하지만 여기서 진짜 궁금한 것은 바로 이것이
다. '핸드백 속이 잘 정리되고 깔끔한 여자는 좀 더 배려심있고, 지적
이고, 유능하며, 자립심이 강한 사람인가? 깨끗하고 멋진 핸드백이
학업 성취와 인기의 간접 증거이고, 지갑 주인은 착하고 믿을만한 사
람인가?' 이러한 추측이 사실일까? 인정하고 싶지는 않겠지만, 사람
들은 부정적인 것으로 인식되는 한 가지 사실을 보고 다른 사람을 해
석할 때가 있다. 사실 전혀 관련이 없는데도 (바람직하지는 않지만)
결과적으로 그렇게 될 수 있다.

우리가 그것을 인정하든 하지 않든 간에, 흔히 겪는 일이다. 그 현
상은 심지어 후광 효과[2]라는 용어도 있다. ADHD가 있는 많은 소녀

---

2) Halo effect. 원래 의미는 한 인물의 어떤 긍정적 특징 하나로 그 인물 전체를
   좋은 사람으로 평가할 수도 있다는 용어

들과 여성들은 살면서 계속 자존감이 낮아진다. 그들은 어려서부터 타고난 장애를 감추려고 애쓰며, 다른 사람들이 그들과 그들의 성격에 대해 불리한 결론을 내리지 않도록 노력한다.

ADHD가 있는 소녀와 여성은 자신들의 문제를 감추고 교정하기 위해 노력한다. 보정 작업이 과한 경우가 많고, 결국에는 적응을 위해 극단을 달리는 행동 패턴으로 이어지기도 한다. 내면의 혼란을 감추기 위해 매일 이렇게 전쟁을 치루다 보면 과장된 완벽주의, 불안, 사회공포증, 섭식장애, 또는 알코올과 약물 오남용을 야기할 수 있다. 감정과 에너지 수준에 대한 통제력 상실을 두려워하다 보니 다른데는 신경 쓸 여력이 없다. 남들하는 만큼은 아니지만 기본이라도 해내기 위해 끝없이 시간과 노력을 쏟아 붓는다.

모든 걸 완벽하게 해내려다 보니 남들은 전혀 알아채지 못할 만한 세부사항까지 신경쓰느라 많은 시간과 공을 들인다. 다른 사람들은 종종 문제의 역기능적 대처 전략, 즉, 지나치게 조직적이거나 융통성이 없거나 완벽주의적 측면만 본다. ADHD가 있는 소녀가 자신에게 그렇게 가혹하게 대하게 이유가 '주의력 결핍' 때문이라는 것은 알지 못한다. 그래서 사람들이 종종 그녀에게 긴장 풀고 항상 '착한 소녀'가 될 필요는 없다는 충고를 해 주는 것이 기본이라도 하려고 고군분투하는 사람에게 적절한 조언은 아니다.

어떻게 하면 제때 알아볼 수 있을까?

ADHD 여성이라는 특별 주제를 이해하려면 여성만의 요인들을 고려해야 한다. 호르몬에 따른 감정 기복, 외상에 대한 반응, 가족 내

역동, 자존감, 문화 요소, 그리고 사회적 기대치 등이다. 주변 사람들 입장에서 여자아이들의 증상을 찾아내고 이해하는 것은 남자아이들 경우보다 더 힘들다. 아이들의 행동과 문제를 이해하기 위해서는 사회문화적 필터를 한 꺼풀 벗겨내고 시작해야 하기 때문이다. 게다가 여자아이들은 남자아이들보다 자신들의 문제를 다루는 전략이 뛰어날 뿐 아니라, 감추는데도 선수라서 자기들의 감정을 내면으로 돌려놓다 보니 찾아내기가 더 어려워진다.

자, 그렇다면 여성에서 ADHD를 더 일찍 찾아내고 진단하기 위해서, 그리고 힘든 싸움을 예방하기 위해서 알아야 할 것은 무엇인가?

1. ADHD 증상 표현의 차이

여자아이들은 주의력결핍형 ADHD 진단이 더 많다. 남자아이들보다 여자아이들이 더 늦은 나이에 진단된다고 해서 증상이 겉으로 잘 드러나지 않는다는 의미는 아니다. 종종 어릴 때 병원을 찾기도 하는데 공존 정신장애 증상으로 분류되는 경우가 많다. 즉, ADHD에 대한 평가보다는 불안, 우울감, 자해행동, 중독행동, 섭식장애, 등이 우선이다. 과잉행동, 충동성, 부주의 같은 ADHD 증상은 여러 가지 공존장애 뒤에 가려져 있으므로 이를 밝히기 위해서는 정보에 입각한 질문을 통해 찾아내야 한다.

2. 공존장애

불안과 우울은 종종 정신건강의학과 전문의의 도움과 지원을 찾는 이유가 된다. 불안과 우울증에 대해 통상적으로 효과가 있을만큼 치료를 했는데 예상보다 효과가 충분하지 않다면, ADHD와 같은 취약성이 숨어 있는 것은 아닌지 의심해 볼 수 있다.

현대 사회에서는 외모, 몸매, 성취에 큰 가치를 둔다. ADHD는 특정 행동을 통제하고 억제하는 데 어려움을 겪는다. 예를 들어, 체중과 식사 패턴에 어려움을 겪는 소녀들은 어릴 때부터 식욕과 씨름한다. 스트레스 상황에서 폭식하는 경우가 있는데, 이런 행동을 절제할 힘이 없어 아예 먹는 것을 포기하는 경우도 있다. ADHD와 여러 섭식장애의 연관성은 연구 문헌에 잘 설명되어 있으며, ADHD를 가진 많은 여성들의 증언과 잘 일치한다.

ADHD 여성들은 일생 동안 한 번 또는 그 이상의 외상이나 괴롭힘을 경험한다. 외상 후유증과 증상은 ADHD 증상과 일치할 수 있다. 한 가지 상황이 다른 상황을 배제하는 것이 아니라, 오히려 그에 대한 위험을 증가시킬 수도 있음을 아는 것이 중요하다. 이는 ADHD로 인해 여성과 소녀들에게 다른 외상이 발생할 위험이 크다는 것을 의미한다. 동시에 ADHD가 없는 동갑내기들에 비해, 외상 사건에 노출되면 극도로 예민하게 강하고 부정적 반응을 경험한다. 그럼에도 불구하고, 진단되지 않은 ADHD를 가진 많은 여성들은 숨어 있는 ADHD 증상을 단지 이전의 외상적 사건의 결과로 잘못 해석한다.

3. 성별 기대치

좋든 싫든 사회문화적으로 아들/딸, 남/녀에 대한 기대치는 다르다. 이는 우리가 어떤 증상을 찾아야 하는지, 행동문제를 어떻게 해석해야 하는가에 영향을 미친다. 여자아이들의 내성적이고 공상에 잠기고 수줍은 모습에 더 익숙하고 허용적이며, 똑같이 규칙을 어기는 행동을 하더라도 남자아이들에게는 좀 더 허용적이다.

ADHD의 반항적 행동은 사회생활에서 장애로 이어질 수 있는데, 이런 행동이 남자아이들보다 여자아이들에게 나타나면 더 부끄럽게 여긴다. 사회적으로 여자아이들은 남자아이들보다 조신하게 행동하고, 괴상한 짓을 하지 않고, 순종적이며, 어른에게 공손할 것을 기대한다. 일부 문헌에서는 이를 '여성스러운 사회화'로 표현하기도 한다. 그러한 '여성성'이 우리 사회 구조의 일부라면 이는 충동성, 초조함, 조급함, 불만을 참지 못함, 하고 싶은 말은 다 함, 시간 엄수 어려움, 학교 빼먹기 같은 ADHD 증상과 상극이다.

같은 ADHD 증상 행동이라도 남자아이들에서는 ADHD 여부와 상관없이 사회의 남성적 규범에 따라 행동했는지가 기준이 되지만, 유감스럽게도 ADHD가 있는 여자아이나 여성은 서투르고, 시끌벅적하고, '사회규범 위반'으로 비난의 대상이 된다.

우리 사회의 규범과 가치를 따르다 보면 ADHD 소녀와 여성은 자존감과 자아상이 손상된다. 여성 환자들의 낮은 자존감과 자신에 대한 수치심은 예외적이라기보다는 일반적 현상이다. ADHD가 있는 여자아이들의 사회성 발달이 사회문화적 개념에서 벗어나기 때문에 어려움을 겪게 된다.

4. 가족구성원 중 ADHD가 있을 때

ADHD는 정신장애 중 가장 유전 가능성이 높은 장애이며, 약 80%의 발생 위험이 있다. 유전인자는 남녀 모두 ADHD 발병 위험에 영향을 미친다. 가족 중 ADHD로 진단받았거나 ADHD 때문이라고 의심되는 증상을 보이는 사람이 있다면, 가족 구성원이 발병할 가능성은 높아진다. 다만, 여자아이들보다 남자아이들의 행동에서

ADHD 증상을 더 잘 찾아낸다는 것을 머리 속에 담아 두어야 한다. 또한, 남자 친척들이 경험하는 어려움과 형태는 다르더라도, 여자형제, 어머니, 딸들도 장애가 있을 수 있음을 기억해야 한다.

5. 학교생활 갈등 및 등교거부

여자아이가 학교생활에 어려움이 생기는 경우는 여러 가지 이유가 있겠지만, ADHD가 그 원인은 아닌지 확인할 필요가 있다. 여학생이 등교거부, 또래나 교사와 다툼, 문제학생들과 어울림 등의 행동을 보인다면 주변 요인이나 정신건강 문제 관련성을 알아봐야 한다. 재미있는 사실은 남학생이 그런 문제를 보이면 초기 대책으로 ADHD 검사를 받게 하지만, 여학생에서는 다른 이유를 찾으려고 한다는 것이다.

6. 외현화 및 위험 감수 행동

비록 ADHD가 종종 여자아이에서는 조용한 장애라고 할지라도, 십 대 이후에는 불안정하고 극적인 변화를 보이는 대인관계가 특징적이다.

딸이 ADHD를 앓고 있는 가정은 부모 자녀 사이의 갈등이 많다고 보고한다. 성장 과정에서도 ADHD로 진단받지 않은 또래들보다 위험에 노출될 가능성이 더 크다. 알코올이나 약물 오남용, 성적 문제나 뜻하지 않은 임신뿐 아니라, 위험이나 학대로부터 자신을 보호할 수 없는 상황에 처할 수도 있다. 이렇듯 위험을 감수하는 또는 내일이 없는 것처럼 살고 있는 여자아이나 여성들을 진료할 때, ADHD가 그 숨은 원인 중 하나는 아닌지 찾아봐야 한다.

7. 호르몬 변화에 대한 강한 반응

앞서 호르몬 관련 장에서 설명한 것처럼 여성의 에스트로겐은 생리주기에 따라 변하며, 뇌의 발달과 기능에 영향을 미친다. 아직 밝혀내야 할 것이 많기는 하지만, 에스트로겐과 도파민 사이의 상호작용에 대한 가설을 뒷받침하는 연구가 진행되고 있으며, 이는 생리주기 동안 ADHD 증상에 관여할 가능성이 높다.

따라서 여성이 호르몬 변화와 관련된 정서적 조절장애나 대처전략의 이상(예, 중증 월경전증후군)을 호소한다면, 원인 평가 시 고려해야할 대상으로 ADHD를 함께 고려해야 한다.

간과하면 어떻게 될까?

그렇다면 ADHD와 관련된 이러한 증상과 어려움을 계속 놓치면 소녀들과 여성들과 친척들은 어떤 위험을 감수하게 될까?

근시안적으로 보면 뇌 연구와 임상 경험 상, 앞서 논의한 바와 같이 이 소녀들의 미래는 학업 실패, 대인관계 붕괴, 정신 및 신체 공존장애, 자존감 손상 등이 예상된다. 어린 시절 ADHD는 미래에 길고 어두운 그림자를 드리운다. 역사는 미래가 된다.

유년기와 청소년기의 끊임없는 실패로 인해 성격발달과 자아상 발달이 손상될 것은 자명한 일이다. ADHD를 가진 여성들은 오랜 세월 동안 그들의 생활방식과 관련된 많은 스트레스를 경험하게 될 것이다. 자기 상황을 바꿀 수 없다는 느낌 역시 그들에게는 최악의 스트레스가 될 수 있다.

제 5 장

감정

ADHD는 정신장애가 아니고, ADHD가 있어도 다른 이들과 현실 감각이 다를 게 없다고 주장하는 사람들이 있다. 하지만 만약 여러분이 감정을 통제할 수 없다면, 몇 분 뒤 또는 몇 시간 후 자신은 물론 주변에서는 좌절과 탈진 상태를 맞게 되며, 감정폭발과 용서를 비는 악순환을 겪을 것이다.

감정을 다루고, 통제하고, 조정하는 어려움이 ADHD 진단 기준의 일부로 명시되어 있지는 않지만, 오래 전부터 문헌에 등장하고 있다. 감정 조절의 어려움은 소녀와 여성들에게 ADHD의 진짜 큰 문제들 중 하나다.

이번 장에서는 진단 기준과 상관없이 ADHD의 정서(감정)에 관한 부분을 다루고자 한다. 현재 진단기준에 명시되어 있지는 않지만 우리 삶에서 감정은 매우 중요한 부분이다. ADHD가 없는 사람들과 ADHD가 있는 소녀와 여성들의 사연을 비교해보면 바로 심각성을 느낄 수 있다. 수없이 많은 크고 작은 좌절과 슬픈 사건들이 감정 조절의 어려움으로 인해 발생한다.

감정 기복의 롤러코스터는 ADHD에서 예외적이기보다 너무나 흔히 나타난다. ADHD를 앓고 있는 여성 특유의 문제는 아니지만, 이 때문에 소녀와 여성들이 종종 도움과 치료를 찾는 이유가 된다. 공존장애에 대해 다루는 6장에서 상세히 다루게 되겠지만, ADHD의 정서불안정은 양극성 장애나 정서적으로 불안정한 성격장애(경계성 성격장애)와는 다르다. 그러나 이들 진단이 동시에 겹치기도 한다.

ADHD가 있는 많은 소녀와 여성들은 아무 감정도 느끼지 않기를 바라는 마음으로 병원을 찾는다. 감정 예측과 조절이 부족한 그들의 고통과 어려움을 생각해볼 때 그런 심정이 드는 것도 놀랄 일이 아니다.

감정은 가장 원시적 수준의 중요한 정보를 담고 있는 매개체이다. 의도한 대로 잘 작동할 때 생존 기회를 늘리는 결정을 내리는 데 도움이 될 것이다. 인간은 알 수 없는 위험을 만나면 두려움을 느끼고 물러난다. 위협을 받거나 공격 당하면 화를 내고 스스로를 방어한다. 호기심과 기쁨을 느끼면 신나고 새로운 것에 접근한다. 구체적 예를 들면, 음식에서 상한 냄새를 맡으면 구역질이 나고 음식을 버리는 것을 들 수 있겠다.

하지만 감정은 그렇게 딱 떨어지지 않고, 컴퓨터 언어처럼 0과 1, 즉 있다 없다로 정량화할 수 있는게 아니다. 어떤 사람들은 다른 사람보다 더 강렬하게 느낀다. 인간은 또한 자신의 감정에 따라 시기적절하게 행동하고 처신하는 방식도 다양하다.

ADHD가 있는 많은 소녀와 여성들은 감정을 가라앉히고, 억제하고, 충분히 경험하는 데 어려움을 겪는다. 그래서 문제를 일으키고 행동을 후회하지만, 이미 때는 너무 늦었다. 나쁜 말이나 상처를 주는 말을 했다면, 사과하거나 되돌리려고 해도 도움이 되지 않는다. 특히 여성들에게 ADHD와 함께 사는 일 중의 큰 부분은 자기를 알고 자신의 감정 스펙트럼을 알아가는 것이다. ADHD가 있는 사람은 마치 탐정들이 하는 것처럼 어떤 상황에서 장애물과 마주치게 될지 예측해야 하고, 또한 새롭고 보다 건설적으로 감정과 결과들을 다루는 방법을 배워야 한다.

감정적으로 냉담한 T씨

T씨는 10대 시절 자신의 감정을 믿을 수 없었다고 말한다. 감정이 너무 격하고 강하게 느껴졌고, 그래서 그녀 주변에는 항상 많은 드라마가 펼쳐지곤 했다. 다른 이들은 자신의 감정 볼륨을 조절할 수 있었지만, T씨는 항상 감정의 소용돌이에 휘말리곤 했다.

"그런 드라마 주인공 여왕이 되는 것을 그만두었어야 해요." 특히 다른 사람들을 희생시키는 일은 없었어야 했다. 감정이 빠르게 변했기 때문에, 다음날 또는 심지어 한 시간 뒤에 어떻게 달라질지 자기를 믿을 수 없었다. 친구들과 약속을 직전에 취소하는 일도 자주 일어나곤 했다.

그러다보니 친구들은 그녀가 약속시간에 나타나는 것을 기대하지 않게 되었고, 심지어 그녀가 끼는 것을 바라지 않았다. "네 직감을 믿어 봐" 혹은 그저 "옳다고 느끼는대로 해"라는 충고를 받았지만, 전혀 효과가 없었다. 왜냐하면 T씨는 자기에게 직감이 있다고 느껴본 적이 없기 때문이다. 오히려 더 정확히 말하면 수천 개의 다른 직감들이 서로 충돌하고 있기 때문이다.

현명한 T씨가 해결책으로 택한 것은 감정을 느끼는 것을 포기하는 것이었다. 감정을 느끼는 게 그녀에게는 사치였다. 수년 간 성공적이고 행복해 보이는 주위 사람들을 연구하면서 만들어 낸 목표에 따라 살았다. 언제 먹고, 일하고, 공부할지 자기만의 루틴을 정하고 살았다. 사회활동을 포함한 활동은 위험하고 즐겁지 않았기 때문에 빡빡한 일정에 포함시키지 않았다.

가족이나 주위 사람들은 E씨가 마침내 감정에 휘둘리는 시기를 벗어나 자기 삶을 잘 살게 된 것으로 생각했다. 하지만 점점 더 외롭고 공허해졌다.

우울증으로 오래 고생하다가 병원을 찾았다. ADHD 평가도 진행하였고, 진지하게 자신의 감정을 살펴 보기로 하였다. ADHD가 단순히 집중력과 주의력 조절에 어려움을 초래할 분 아니라, 다른 사람에 비해 감정을 조절하고 참기가 힘들다는 것을 이해하게 되었다. 그러면서 내면의 풍요로운 삶을 발견하고 일깨워가기 시작했다.

자신이 어떻게 행동하고 싶은지 결정하기 전에 꼼꼼하게 어떤 감정인지 적고, 그를 표현할 단어를 찾아낸다. 머리 속에서 각기 다른 감정들에 대해 '표지'를 붙이고, 신체 부위별로 이러한 표지가 갖는 힘과 강도를 어떻게 받아들이는지 인식하는 체계를 만들어갔다. 친구들은 저절로 느끼는 감정들을 그녀는 자신만의 방식으로 설계하고 느끼는 데 성공하였다.

감정을 더 잘 그리고 더 효과적으로 조절할 수 있게 되면서 자존감과 자신감이 회복되었고, ADHD와 더불어 가치있고 풍요한 삶을 누리고 있다.

안절부절 못하고 지루해하는 R씨

비록 격한 감정 때문에 종종 ADHD가 있는 여성들이 문제를 일으킨다고 하더라도, 지루함을 참는 것이야말로 그들이 겪는 가장 큰 어려움이다.

"지루해지는 데 대한 공포가 있어요." 주변에 관심거리가 없을 때 느끼는 공허감과 안절부절못함을 피하기 위해서라면 R씨는 뭐든 할 준비가 되어 있다. "저 혼자 지루하게 있는 걸 참을 수가 없어요. 그래서 쓸데없이 어지르고 시비를 걸곤 해요. 쉬는 시간이 생겨도 차분히 엉덩이 붙이고 있을 수가 없어요. 정말 휴식이 필요하다는 걸 알기는 하지만, 안타깝게도 그걸 견딜 수가 없어요."

R씨는 밤에 피곤해서 죽을 정도가 되야 잠 들 수 있기 때문에, 몸과 뇌를 지치게 만드는데 집착한다. 과도한 신체 활동 덕분에 최근 관절에 손상이 오기 전까지는 그런대로 잘 통했다. 마흔살인데 몸과 머리가 모두 너무 피곤하다. 마음의 안정을 찾고 쉴 수가 없다. 완전히 탈진 되기 전에는 자신을 지치게 만들 방법을 찾을 수 없었다.

번아웃과 우울증으로 두 번째 병가 동안 ADHD 검사를 받고 진단을 받았다. 자신을 새롭게 이해하게 되었고, 긴장을 풀 수 있는 방법들도 알게 되었다.

이전에 배웠던 마음챙김과 요가 등 여러 가지 이완기법도 도움이 되었지만, 스트레스와 감정조절을 위한 ADHD 치료 프로그램에서 들었던 설명이 크게 도움이 되었다. 이제 인내심도 늘었고, 좀 더 섬세한 접근이 가능해졌다. R씨는 자기에 대해 역설적으로 이렇게 표현하기도 했다. "ADHD가 있는 사람에게 마음챙김 과정이 얼마나 힘든지 미리 설명해주지 않고 15분 동안 건포도에 집중하라고 한다면, 그 지긋지긋한 건포도를 그 사람들 목구멍에 쑤셔넣었을 거예요."

약물치료 역시 큰 변화를 가져왔다. 전에 배운 적이 있었던 번아웃 치료 프로그램과 약물치료를 병행하는 것도 유익했다.

수치심, 그리고 평생 비밀

ADHD 과거력이 있는 많은 소녀와 여성들은 어렸을 때부터 자기가 다른 사람들과 다르다는 것을 느낀다. 겉으로는 표가 나지 않지만 다르다는 것을 알고 있다. 그렇게 깨닫고 나면 필요하다면 어떤 수단을 써서라도 보호하고 싶은 평생 비밀이 자꾸 늘어난다. 누구도 알아선 안 된다.

비밀을 감추고 그로부터 벗어날 수 없게 되면서 스트레스와 압박을 느낀다. 탈진, 절망감, 우울, 과로 등을 유발하는 감정과 수치심이 밀접하게 얽혀 있는 자신의 취약성을 보호하려고 노력하는 것은 가슴 아픈 일이 아닐 수 없다.

수치심은 가장 중요한 기본 감정 중 하나이다. 제대로 작동된다면 자기가 속해 있고 함께 살고 있는 집단에서 퇴출(제외)될 수 있는 위험한 말이나 행동을 하지 않도록 자신을 보호할 수 있다. 죄책감과 수치심의 차이는 심리학이나 철학에서 활발하게 논의되고 있다. 죄책감은 뭔가 잘못된 일을 했을 때 느끼는 것이다. 근본적으로 죄책감은 자신이 저지른 피해나 손상을 변상하거나 복구 또는 보상함으로써 없어질 수 있다.

수치심은 우리의 본질적인 자아에 결함이 있는 것과 관련이 있다. 결함이나 일탈이라는 개념은 인간으로서 존재 가치와 직접 연결된다. '자신이 집단에 맞지 않음', '잘못된 방식으로 생각하거나 행동함', '자신은 부적절한 사람'이라는 인식이나 생각을 바탕으로 한다. 그런 이유를 이해한다면 남과 다르다는 비밀을 어떤 대가를 치르더라도 지키고 싶어하는 이유도 쉽게 이해할 수 있을 것이다. 따라서

ADHD의 수치심은 실제 창피한 일을 저질러서라기 보다는 감추고 싶은 자신만의 비밀에 대한 전략적 행동의 결과라고 해야 할 것이다.

많은 소녀들과 여성들이 ADHD로 진단될 때 느끼는 감정은 아마도 자신들의 문제를 생물학적으로 설명할 수 있다는 데서 오는 안도감일 것이다. 즉, 뇌의 가장 중요한 기능 일부가 길을 잘 못 들어서 생기는 어려움이라는 것을 알게 되고, 이런 문제를 갖고 있는 게 나 혼자가 아니라는 점에서도 안도할 수 있다. 평생 역풍을 맞고 살았음에도 불구하고 많은 사람들이 가슴을 열고 자신에 대해 관대해지고 자부심을 느끼며 잘 지내게 된다.

G씨와 가계 재정

일상에서 발생하는 죄책감이나 수치심과 ADHD가 직접 연관이 있을 수 있다. 다음에 나오는 G씨 사례는 충동성 때문에 엄청나게 수치스러웠던 일과, 그로 인해 그녀 자신과 가족들이 어떤 곤란을 겪게 되었는지 보여준다.

"남편과 저는 대등한 관계에서 살고 있어요. 학력이나 월급도 비슷해요. 경제적 부담을 비슷하게 나누고 있었어요. 남편은 주택담보대출금이랑 보험료를 내고, 저는 생활비를 부담하고요.

그런데, 문제가 생겼어요. 계좌에 돈이 들어오는 순간 뭔가를 사고 싶은 강한 충동이 생기면서 잔고는 벌써 텅텅 비게 되는 거죠. 저한테 필요한 것만 사는 건 아니고, 종종 우리 아이들과 남편을 위해 깜짝 선물을 사요. 그런 물건을 들고 집에 왔을 때 가족들이 좋아하는 표정을 보는 게 정말 좋아요.

지루할 때 온라인 쇼핑도 꽤 했답니다. 매우 바람직하지 않다는 것을 알지만 참을 수 없을 때가 있지요. 말하자면, 은행 잔고가 바닥 날 때가 여러 번 있었다는 말이랍니다. 그럴 때마다 종종 부모형제들한테 손을 내밀어서 문제를 해결했었어요. 그러다가 지난 몇 달 동안 이자율이 정말 높은 제2금융권 몇 군데에서 대출을 받았어요. 남편한테 말하고 싶지 않았는데, 애들한테 겨울옷이랑 신발을 사 줄 돈이 없는게 드러나면서 남편도 알게 되었지요.

어떤 면에서는 쥐구멍이라도 들어가고 싶은 심정이었는데, 한편으로는 더 이상 거짓말을 둘러대지 않아도 된다는 안도감이 들었어요. 그 후에 남편과 우리 집안 경제정책을 바꾸기로 합의했답니다. 제 급여 계좌에서 주택담보대출이나 기타 고정비용을 자동납부하도록 했기 때문에, 제가 더 이상 집안 경제나 아이들 물건 살 돈이 없게 되는 일은 없습니다. 남편은 돈을 함부로 쓰지 않고 계획적으로 물건을 산답니다. 그래서 이제 그 이가 우리 집 구매 담당이에요. 고정비는 모두 자동납부했기 때문에 월급통장에 남는 돈은 제가 자유롭게 쓸 수 있고, 더 이상 자발적 또는 충동적으로 뭔가를 사들이는 것을 겁내거나 부끄러워할 필요가 없지요. 그렇게 수입-지출 균형을 맞춰 놓았기 때문에 전처럼 깜짝 선물을 사거나 하는 것을 가족 모두가 좋아한답니다."

❈

제 6 장

공존장애, 공평하지 않은 인생

ADHD를 가지고 살다보면 정신적으로나 신체적으로 평생 공존장애에 취약해진다. 실제로 ADHD가 있는 많은 아이들이 성별과 상관없이 다른 문제 또는 다른 정신과 진단 때문에 힘들게 투쟁한다. 성인 ADHD의 경우 약 80%에서 최소 한 가지 공존정신장애를 가지고 있다.

ADHD와 공존하는 신체 및 정신장애들은 기저의 생물학적 취약성(예, 유전인자 공유)과 개인 또는 환경 요인이 복합적으로 작용한 것일 수 있다. 앞 장에서 언급한 수치심이라는 감정이 우울증과 불안의 직접 원인은 아니더라도, 이미 이런 종류의 질환이 발병할 수 있는 생물학적 취약성을 갖고 있었다면 영향을 미칠 수 있다.

ADHD는 쉽게 진단하고 치료하고 끝내는 병이 아니다. 하지만 공존장애는 이야기가 달라진다. ADHD 평가시 다른 정신장애를 철저히 감별진단해야 하는 이유 중 하나이다. 공존장애를 포함해서 각 개인에게 진단과 증상에 따라 맞춤 지원과 치료를 제공할 수 있다.

삶의 궤적에 따른 공존장애

ADHD가 있다면 진단 여부에 상관없이 사는 동안 어느 시점에서는 건강관리와 정신과 서비스를 필요로 할 가능성이 높다. 어쩌면 이미 통제력을 잃었다고 느꼈을 때 근처 병원을 방문했을 수도 있다. 아마도 대화할 누군가가 필요했을 것이고, 당신의 뇌가 왜 단순히 복종하기를 거부하는지, 왜 최선의 선택을 하지 못하는지 답을 찾기 위해 도와줄 누군가가 필요했을 것이다.

남에게 도움을 구하는 일이 수치스럽다고 느껴질 수 있다. 정신과 치료가 필요하다고 인정하는 것이 크게 자랑할 만한 일은 아니다. 정확한 원인을 찾기 어려운 진단이나 장애는 조롱이나 낙인의 대상이 될 수 있다. 사람들마다 증상이 다르고, 감정과 행동을 조절하는 데 어려움이 있는 경우라면 더하다. ADHD가 그런 진단 중 하나이다. ADHD가 있는 소녀와 여성들은 종종 그런 문제로 인해 힘들다고 호소한다. 다른 이들에게 거절당하고, 학대받고, 시비거리가 되기도 한다. 유감스럽지만 의료현장에서도 그런 일이 일어난다.

ADHD, 우울과 불안

불안과 우울은 소녀들과 여성들에게 흔한 정신의학적 진단이다. ADHD가 있는 경우에도 마찬가지다. 불안장애, 기분장애, 양극성장애에 걸릴 위험성을 비교한 몇몇 연구에서 ADHD가 있는 소녀들이 그렇지 않은 소녀들에 비해 최대 열 배 이상 위험도가 높았다. 특히 청소년기가 가장 위험하다.

ADHD 평가를 의뢰하고 진단을 받기 전까지 전반적 불안장애, 우울증, 감정 기복, 무기력증 등에 대해 수없이 전문적 도움을 구한 여성들이 많다. 불안감이나 우울감이 아직 발견되지 않은 ADHD 와 관련이 있는지 없는지와 관계없이, 이런 증상들 때문에 잠재된 ADHD를 간과할 가능성이 높다.

소녀와 여성들에서 보이는 모든 불안과 우울감, 기분 변화와 격한 감정들이 물론 기저의 ADHD 때문만은 아니다. 종종 인지행동치료나 항우울제 투여는 일반적인 불안이나 우울증 개선에 매우 효과적이다. 그러나 불안과 심각한 감정 기복이 조울증이나 정서적으로 불안정한 성격장애 때문이 아닌 과잉 행동과 충동성의 표현일 경우, 그런 방법이 제대로 먹혀들지 않을 위험이 있다. ADHD가 있는 사춘기 소녀에서 우울증 때문이 아닌 총체적 피로감과 의욕상실은 항우울제와 인지행동요법으로는 거의 효과를 보기가 어렵다.

ADHD를 가진 많은 환자들이 진단을 받기 전까지 또는 다른 진단을 받고, 제대로 치료받지 못하거나 부적합한 치료를 받는다. ADHD가 있는 소아 대상 연구에서 소녀들이 ADHD 진단을 받기 전에 항우울제 처방을 받은 비율은 같은 연령대 남자아이들에 비해 세 배나 높았다. 한편 일단 ADHD로 진단을 받았다고 해도 여자아이들이 치료받는 비율은 남자아이들에 비해 반 정도뿐이다. 이렇게 슬픈 현실로 인해 여자아이들과 여성들이 불필요한 고통을 받게 되고, 사회 전체가 떠안아야 할 비용부담도 만만치않다.

M씨와 '거대한 암흑[1]'

중년 여성 M씨는 가족이 있다. 많은 사람들은 그녀의 경력에 대해 매우 성공적이며, 자신감 넘치는 사람이라고 말한다. 하지만 항상 그랬던 것은 아니다. 특히 M씨는 자신을 그렇게 생각해 본 적이 거의 없다.

그녀 자신은 항상 불안한 사람이었다고 말한다. 이는 주변 사람들이 알고 있는 용감하고 외향적 이미지와 큰 대조를 이룬다. 어릴 때는 어두운게 무서웠고, 부모님이 이혼할까봐 또는 누군가 죽을까봐 걱정하며 밤새 잠들지 못했다. 머리 속에서 생각들이 빙빙돌면서 겁을 주었다. 죽으면 어떻게 되는 거지? 우주는 어디서 끝날까? 우주의 블랙홀은 어떻게 연결되어 있을까?

어렸을 때 밤마다 찾아오는 이 거대한 질문들에 대해 사람들한테 이야기하는 게 의미가 없다는 것을 깨달았다. 아무도 답을 해 줄 수 없었고, 아무도 걱정의 크기를 이해하지 못했다. 10대가 되고 어느 시점에선가 M씨에게 정말 힘든 일이 일어나기 시작했다. 삶과 죽음에 대한 반추와 어둠에 대한 두려움은 조금 완화된 듯 하였으나, 실제로는 그녀가 '거대한 암흑'이라고 부르는 탈진 상태로 대체되었다.

"한 때 그냥 누워서 지냈고, 침대에서 내려 올 수도 없었어요. 머리 빗느라고 팔 올리는 것조차 힘들었어요. 뭔가 발동이 걸리지 않았어요. 에너지가 완전 고갈 상태였어요."

십대가 되면서 일주일에 한 번씩 그녀를 돕고 싶어하는 유쾌한 나이든 여성분을 찾아가서 피로의 원인에 대해 대화를 나눴다. 결론은 M씨가 아마도 깊은 우울증을 겪고 있다는 것이었다. 그렇게 착하고 말 잘 듣는 소녀에

---

1)   the great darkness

게 이 심각한 우울증을 촉발한 것은 무엇 때문일까?

M씨는 치료자와 함께 그녀의 어린 시절을 탐색하기 시작했다. 부모님과의 관계는 어땠는가? 그 불안감은 실제로 무엇을 의미했을까? M씨는 부모님 중 어느 쪽과도 특별히 가까운 관계라고 느낀 적이 없었지만 그것이 특이하다고 생각해 본 적이 없었다. 부모가 나쁜 사람이라고 생각하지도 않았다. 하지만 수년간에 걸친 치료 과정에서 부모 자녀 관계에서 매우 얽히고 설킨 취약함을 보여주는 장면들을 찾아냈다. 부모가 그녀를 있는 그대로 받아들이고 인정해 준다는 확신이 들었던 적이 전혀 없는 것 같았다. 부모님 두 분 다 직장 때문에 많이 바빴을까? 어린 시절 밤이 무섭고 죽음에 대한 생각을 했을 때, 왜 아무도 M을 위로해주지 않았을까? 십대를 거쳐 초기 성인기에 자기 삶의 길을 찾으려고 노력할 때, 부모들은 M이 걱정되서 독립하려는 것을 방해하면서 과보호한 것은 아니었을까?

몇 년간의 치료 후 M씨는 부모님과 헤어졌다. 부모는 깜짝 놀랐다. 그들이 완전히 눈이 멀고 잘못 판단한 것일까? 그들은 M이 어려움에도 불구하고 독립하려는 것을 돕고 있다고 생각했다. 항상 멍때리는 딸의 공부나 또래관계를 도와주기 위한 부모 노력이 M씨를 잘못된 길로 이끌었을까? 부모는 크게 슬퍼했고, 수년째 연락을 끊고 지낸다.

"이제 제게도 꼭 저를 닮은 딸이 생겼어요. 10대 시절에 제가 탈선한 게 정말 부모님 탓이었을까요? 혼란스러운 제 10대 시절에 부모님이 저를 많이 도와주신게 제게는 행운이었다고 느끼지 않을 수 없어요. 제 친구들이 부모로부터 독립할 때 저는 그러지 못했고, 힘들었던 그 당시 제 삶에 부모님은 깊이 관여하셨어요. 그래도 종종 제가 꽤 잘 했다고 생각이 들어요. 거대한 암흑기였는데도 불구하고요. 그건 아마 우리 부모님들이 부분적이라도 저를 절대로 놓지 않으셨기 때문일 거예요."

오늘날 M씨는 거대한 어둠을 통제하고 있다. ADHD 진단을 받은 뒤 자신의 문제가 에너지 수준 조절의 어려움이라는 것을 잘 알고 있음에도 불구하고, 여전히 자기 문제를 '거대한 암흑'이라고 부른다. 휴가 중일 경우와 같이 가끔 외부의 도움을 받을 수 없을 때 여전히 모퉁이 뒤에 숨어있는 이 거대한 어둠을 느낄 수 있다.

과거와 다른 점이라면 휴식을 취한다고 해서 피로를 벗어날 수 있는게 아니라는 사실을 알게 된 것이다. 오히려 자기 내면을 공감해주면서도 선을 넘지 않는 엄마가 되었다. 마음 속 어린 M의 손을 잡고 부드럽게 침대에서 일어나 나오도록 부탁한다. 종종 집에 와서도 내면의 엄마 목소리로 부드럽게 말한다. '이제 그만하면 됐어. 오늘은 일 그만하고 밥 먹고 쉬자. 내일 일은 내일 생각하면 돼.'

ADHD 또는 경계성 성격장애

ADHD 여성은 일반적으로 강렬한 감정과 급격한 기분 변화가 특징이다. 하지만 공식 진단 기준에서 언급했듯이 감정 조절 이상은 진단 기준에 없다. 정서적으로 불안정한 성격장애[2]는 성인 ADHD 평가 과정에서 감별진단에 흔히 포함된다. 증상과 진단이 겹치기도 하고 같은 사람에서 두 가지 진단을 모두 붙일 수 있다. 유전적 위험 인자를 공유하는 것으로 보고한 연구도 있다. 정서, 기분, 주의력을

---

2) ICD-10에서는 정서적 불안정 성격장애, ICD-11 및 DSM-5에서는 경계성 성격 장애

조절하는데 관여하는 뇌의 네트워크가 같거나 밀접하다는 연구 결과도 있다.

따라서 두 장애를 구별하는 것은 매우 까다롭다. 경계성 성격장애를 구별하는데 도움이 되는 특성들이 있다. 경계성 성격장애는 사춘기가 시작될 무렵 등장하고, ADHD는 아동기에 시작된다. 경계성 성격장애 여성들은 자신의 정체성에 어려움을 겪고, 다른 사람들이 자신을 어떻게 보는지에 대해 제대로 알지 못한다. 타인에 대한 감정이 극단적 친밀감에서 극혐으로 빠르게 변하기 때문에 강렬하고 극적이며 불안정한 관계, 그리고 버림받는 것에 대한 극도의 두려움이 경계성 성격장애의 핵심 특징이다. 사실 삶의 많은 측면들은 빠르게, 충동적으로, 그리고 드라마처럼 양 극단을 달리는 경향이 있다. 끊임없이 세상을 완전 좋게 혹은 완전 나쁘게 보는 것이나 관심사와 핵심 가치가 재빨리 바뀌는 것은 그들 자신이나 그들과 가까운 사람들을 두렵고 지치게 만든다. 경계성 성격장애를 가진 사람들은 만성적으로 내면의 공허함을 호소하고, 일부는 자해와 약물남용, 반복적 자살생각에 시달린다.

ADHD보다 경계성 성격장애 증상이 더 극단적이고 정서조절 문제가 심각하지만, 두 장애 모두 가장 근본적인 기능과 행동 부분을 조절하는 부분에 뚜렷한 생물학적 원인을 갖고 있음이 확실하다. ADHD와 경계성 성격장애 둘 다 도덕, 가치관, 재능, 의지 등과는 아무 상관이 없는게 거의 확실하다. 자해 행동과 ADHD를 둘 다 가지고 있는 젊은 여성은 자신의 상태를 다음과 같이 표현하였다. "가속페달이랑 브레이크가 따로 놀고, 그나마 둘 다 제대로 작동하지 않는데, 그 차를 제대로 운전할 사람이 누가 있겠어요?"

희망과 절망 사이를 널뛰기 하듯 오가는 정서 불안정은 주변을 놀래키고 혼란스럽게 만들고 지치게 만든다. 비록 급격한 기분 변화가 진단 기준에는 없지만 이 특별한 문제는 ADHD 환자를 가장 힘들게 만드는 증상 중 하나다.

공허함이나 소외감, 정체성 결여 또한 ADHD와 경계성 성격장애 사이의 공통점이다. 이유도 모른채 남들과 다르다는 느낌을 가지고 자란다면, 그리고 반복해서 당신의 느낌과 감정이 잘못되었음을 느끼며 자란다면 누구나 그렇게 되는 것은 아닐까?

ADHD 또는 자폐스펙트럼장애

신경정신의학적 평가를 하는 동안 ADHD 진단으로 어느 정도까지 증상을 설명할 수 있는지, 또는 오히려 다른 정신의학적 진단으로 설명할 수 있는 부분은 없는지 생각해야 할 때가 있다. 종종 진단의 정확성을 위해서 자폐스펙트럼장애의 특징을 어디까지 반영해야 하는지에 대해 궁금증이 생길 때가 있다.

이전 진단 기준에 따르면 ADHD와 자폐스펙트럼장애를 동일 인물에게 진단할 수 없었다. 이 기준은 현실과는 동떨어진 것이었다. ADHD가 있는 소녀들의 약 30% 정도는 자폐 특성을 보이기 때문이다. 자폐스펙트럼장애가 있는 경우 다른 사람들의 사회적 행동을 해석하는데 어려움을 겪는다. 자신이 느끼고 필요로 하는 것을 다른 사람들이 이해할 수 있도록 표현하는 것도 쉽지 않다.

ADHD 특성상 충동성과 부주의함으로 인해 계획하고 조직하고 우선순위를 정해서 생활하는 것이 어렵기 때문에, 나름대로 틀을 짜

놓고 생활하기도 한다. 그런 노력이 자폐스펙트럼장애에서 흔히 볼 수 있는 경직되고 융통성 없는 행동으로 해석될 수도 있다.

　과잉행동과 집중력 장애는 ADHD의 핵심증상이지만 자폐스펙트럼장애에서도 나타난다. ADHD 역시 사회적 맥락을 이어가는 데 문제가 생길 수 있다. 주의를 기울이는데 어려움이 있다 보면 중요한 사회적 신호를 놓치는 일이 드물지 않다. 그러다보면 엉뚱한 이야기를 하고, 바보 같다고 느끼거나 흐름을 놓쳐서 놀림거리가 되기도 한다. 사람들에게 부담을 주고 당황하게 만들 수도 있다. 일반적으로 사람들은 또래 남자아이들보다 여자아이들한테 좀 더 사회적 성숙을 기대한다. 사람들 입에 오르내리는 사회적 실패와 '잘못 행동하는' 경험 때문에 사회생활이 불편하게 느껴지고 멀어지기 시작한다. ADHD 경우 내적 감정 조절 어려움 때문에 사회생활이 힘들 수 있다. 다른 사람들에 대해 (좋든 싫든) 강렬한 감정이 드는 것은 그만큼 힘들다. 감정조절 어려움은 ADHD나 자폐스펙트럼장애에서 흔히 나타나고, 사회생활이나 대인관계에서 어려움을 초래한다. 격한 감정은 본인은 물론 상대방에게도 누를 끼친다. 친하고 편하게 느끼는 사람들하고 만나는 것도 힘들기는 마찬가지고, 모임 후에 탈진되기도 한다. 모임 후에는 에너지를 충전할 시간이 필요하다. 따라서 모임에 참석하거나 또는 회피하는데서 오는 스트레스가 자폐스펙트럼장애 보다 ADHD에서 더 심할 수 있다.

사회불안장애, 강박장애, 전반적불안장애

　ADHD 검사를 받으려는 청소년이나 젊은이들 중에 이미 사회불안장애나 전반적불안장애 진단을 받은 경우가 많다. 어떤 경우는 이러한 진단이 가장 적절한 것일 수 있지만, 다른 사람들에게는 그들이 겪는 어려움이 기저의 ADHD에서 비롯된 것일 수 있다.

　　사회 생활을 잘 해 내려면 상당한 수행 주의력이 필요하다. 이를 위해 수많은 뇌조직과 네트워크는 전두엽이 지휘하는 잘 조율된 오케스트라처럼 작동해야 한다. 다른 사람들이 ADHD의 행동을 이상하게 여기지 않도록 물 흐르듯 자연스럽게 가려면 전체 오케스트라가 한 몸처럼 연주해야 한다. 오케스트라가 서로 손발을 맞추지 못해서 청중이 기대하는 화음을 만들어내지 못한다면, 개별 연주자들이 얼마나 실력이 뛰어난지 또는 악기들이 낼 수 있는 소리가 얼마나 아름다운지는 중요하지 않다.

　　주의력 유지, 감각 지각 조율, 감정 계측 등이 어렵고, 말실수가 잦은 편이라면 일상에서의 소소한 대화나 모임이 큰 부담으로 다가온다. 일이 잘못될까봐 크게 걱정하기도 하고, 자신이 나쁘게 인식될까봐 불필요한 두려움을 갖기도 한다. 사회불안장애나 전반적불안장애 내지는 전조증상으로 이어질 수 있다. 그러나 대화를 이어가는 데 집중하기 어렵거나, 비슷한 상황에서 실례나 무례를 범한 경험이 잦은 사람을 위한 현명한 전략의 하나일 수도 있다. 최악의 상황을 피하기 위한 좋은 대응 전략이다.

　　일상에서 다른 사람들은 자동적으로 해내는 일들이 당신에게 가능할지 의심이 든다면, 결과적으로 뭔가 끔찍한 일이 생기지 않을까 하는 지속적 불안은 마치 전반적불안장애로 나타날 수 있다. 다리미 전기줄 빼기, 가스불 끄기, 전기 담요 끄기 등을 잊어버리는 일이 자주 있다보면 뭔가 빠트린게 있지 않을까 또는 일이 잘못되지나 않을

까 하는 걱정이나 불안 때문에 근육 긴장, 불면증, 두통 등이 반복된
다. 삶의 질과 정신건강을 지키기 위해 강박행동과 완벽주의로 이어
질 수 있다. 그런 점에서 ADHD 진단을 받기 전까지는 강박증 같은
일상의 의례적 행동들이 생존을 위한 현명한 전략일 수 있다.

ADHD, 섭식장애와 신체상[3]

ADHD가 있는 소녀나 여성들에게 식습관이나 신체에 대해 물어
본다면 약 10%는 살면서 한 번 정도는 섭식장애를 겪었다고 대답한
다. 아마도 절반 이상은 자기 몸에 대해 만족하지 못하고 있거나, 에
너지 수준과 감정을 조절하는 수단으로 음식을 이용한다고 대답한다.

ADHD는 비만이 있는 소녀와 여성들 사이에서 꽤 자주 나타나
며, 비만에 따라오는 신체 문제는 ADHD를 가진 어린이와 성인 모두
에게 공통적이다. ADHD 특성을 생각해보면 그다지 놀랄 일도 아니
다. 도파민은 배고픔과 포만감 조절에 관여하는데, 적어도 부분적이
나마 ADHD는 뇌에서 도파민 수치를 조절하는 문제와 상관이 있다.

ADHD의 경우, 알코올, 약물, 성, 게임, 쇼핑처럼 뇌에서 도파민
방출을 일으키는 모든 활동에 매우 민감하다. 따라서 ADHD를 앓고
있는 사람이 도파민 관련 활동을 조절하는데 일반인보다 더 어려움
을 겪는다면, ADHD와 섭식장애 및 비만과의 관련 가능성도 높다.

ADHD가 수면장애와 연결되고, 이것이 차례로 체중 증가로 이
어질 수 있다는 것 또한 흔한 일이다. 스트레스를 받고 잠이 부족하

---

3) body image

면 스트레스 호르몬인 코티솔과 식욕 자극 호르몬인 렙틴이 방출된다. 이 두 호르몬은 신체가 지방으로부터 에너지를 추출하고 저장하도록 도와서 위험상황에서 생존 가능성을 높인다. 안타깝게도, 스트레스, 위기, 수면 부족은 ADHD를 가진 사람들에게 매일 반복되는 상태이다. 따라서 공복감, 포만감, 체중조절 문제는 항상 ADHD의 도전과제가 된다.

충동성은 유혹을 물리치기 어렵게 만든다. 주의력 부족, 그리고 배고픔과 포만감의 감정을 해석하고 조절하는 어려움은 규칙적이고 건강한 식단을 지키려는 사람들을 힘들게 만든다. 끼니때를 자주 잊어먹는다. 아마 다른데 정신이 팔려 있고 그 순간에 사로잡혀 있다보면, 몇 시간이 지나고 나서야 에너지가 떨어지고 굶었다는 것을 알게 된다. 몸은 탄수화물, 지방, 소금, 단 음식, 그리고 많은 음식을 빨리 보충하기를 갈망한다. 이 상태에서 균형 잡힌 체중 조절 메뉴를 짜기는 아마도 불가능할 것이다. 대신 샌드위치, 칩, 패스트푸드, 탄산음료를 찾는다. 균형잡힌 식단은 마치 마법처럼 펑 사라지고 허겁지겁 탄수화물과 칼로리를 잔뜩 섭취하게 되고, 권장량을 쉽게 훌쩍 뛰어 넘는다.

일부 사람들은 일시적 체중 감소에서 다시 살이 찌는 요요 현상을 끝없이 반복한다. 아이들은 그런 과정을 거치면서 성장한다고 할 수도 있지만, ADHD가 있는 많은 중년 여성들은 나이살이나 먹었는데도 식탐을 조절하지 못하는 것 때문에 수치심을 느낀다.

우리는 때로 힘들 때 음식을 찾는다. 일부 미국 시트콤 내용의 절반은 음식으로 위안을 삼는 내용이다. 드라마에서 실연 당하고 집에 온 주인공은 아이스크림 통을 집어들고 퍼먹기 시작한다. 실제로 친구한테 배신감을 느낄 때 우리도 집에 가서 넷플릭스를 켜고 초코렛과 스낵 봉지를 집어든다.

ADHD를 앓고 있는 많은 사람들은 그들이 실제로 무엇을 느끼고 있는지 확신하지 못하고, 감정을 즐기는 데 어려움을 겪는다. 감정을 말로 표현하거나 감정을 없애기 어려운 점이 ADHD를 가진 사람들이 자가처방으로 음식을 택하는 이유 중 하나다. 음식은 합법적이고 술이나 마약에 의존하는 것만큼 과격하지 않다. 하지만 이 행동에 따라오는 문제는 그만큼(술이나 마약만큼) 심각해 질 수 있다.

슬픔, 수치심 또는 심지어 분노가 음식으로 위안을 삼게 만드는 중요한 감정임을 누구나 알고 있다. 흥미롭게도, 지루함도 과식의 흔한 원인이다. 대개는 별로 자극이 되지도 않고 자기가 어떻게 해야 할 지 모르는 감정 때문에 음식창고나 냉장고에 저절로 손이 간다.

ADHD를 앓고 있는 많은 사람들은 미처 음식맛을 느끼기도 전에 뱃속으로 음식을 쏟아붓는다. 배가 꽉 찬 걸 느낄때면 이미 과식을 멈추기에는 늦었다. ADHD에 대한 흥미로운 새 이론에 따르면 ADHD 유무에 따라 배고픔과 포만감의 신호를 받는 방법이 다르다. 즉, ADHD가 있는 사람들은 음식을 얼마나 많이 섭취했는지에 대한 신호가 ADHD가 없는 사람들보다 뇌에 더 느리게 도달한다.

이 책에서 전달하고자 하는 가장 중요한 메시지 중 하나는 비만, 섭식장애, 그리고 ADHD 사이의 연관성에 대해 다양한 이론이 있지만, 그 어느 것도 개인의 도덕성이나 성격 또는 판단 오류와는 상관이 없다는 점이다. 무엇이 옳고 좋은지 다 알고 있지만 ADHD와 함께 살다 보면 감정과 행동 조절이 어려워진다. 허기와 포만감에 대해서도 예외는 아니다. 따라서 이런 문제를 해결하기 위해서는 영양학

강의보다는 ADHD의 뇌가 어떻게 작동하는지 이해할 필요가 있다.

H씨와 뱃속 거지

H씨는 행복하고 걱정 없는 어린 시절을 보냈다. 식탐이 많았고, 부모님은 종종 그만 먹으라고 말리기도 하고, 아이를 유혹하는 달콤한 것들을 감추기도 했다. 하지만 십대에 접어든 어느 날 같은 반 남자애한테 꽤나 심한 말을 듣고 난 뒤, 먹는게 문제라는 생각을 하게 되었다. 다이어트를 하기로 결심했지만 잘 되지 않았다.

처음 시작은 아침 먹지 않기였다. 아침을 거르기 전에는 적어도 점심때까지는 수업에 집중할 수 있었는데, 아침을 굶고부터는 점심 전에 하는 수업들은 그저 멍때림 시간이 되었다. 게다가 점심시간에는 배가 고파서 교내 식당으로 달려갔다. 그녀의 외모와 엄청난 식욕은 이제 더 많은 아이들의 입에 오르내리게 되었다.

더 큰 수치심과 당혹감을 느끼게 되면서 학교에서 점심도 거르기 시작했다. 체육 수업은 말할 것도 없고, 점점 더 비만이 심해지면서 학교생활이 그저 고문처럼 느껴졌다. 이전에는 활동적이고 수영을 좋아하고 밖에서 노는 것을 좋아했었지만 점점 밖에 나가기를 꺼리게 되었다.

식사할 때 사람들이 자기를 쳐다보고 비난한다는 느낌을 받기 시작하면서, 방과 후 집에 몰래 들어가서 부모님이 직장에서 돌아오시기 전에 최대한 왕창 먹는 것이 남의 눈치 안 보고 먹을 수 있는 유일한 방법이라고 결론을 내렸다. 자신의 수치스럽고 부끄러운 면을 볼 수 있는 사람은 그녀 자신뿐이었다.

14세 되던 어느 날, H씨는 유튜브에서 섭식장애에 대한 어떤 동영상을 보았고, 그 내용이 자기문제를 해결할 수 있다고 생각했다. 이미 다른 여러 가지 시도가 다 실패했기 때문이다. 폭식하고 토하는 방법이었다. 처음에는 살이 좀 빠졌지만, 곧 다시 살이 쪘다. 이제 정말 큰 일이 났다. 매일 토하다 보니 탈진 상태가 됐다. 부모님과 친구들에게 비밀로 하는 것도 꽤 힘들었다. 친구들을 멀리하기 시작했고, 어울리지도 않았다.

얼마 지나지 않아 부모님은 딸의 상태가 좋지 않다는 것을 알아차렸다. 더 이상 학교에 갈 힘도 없고 침대에서 혼자 일어날 힘도 없었다. 모든 것이 음식에 대한 역겨운 갈망과 혐오감에 관한 것이었다. 자기 몸이지만 이제 정말 도움이 필요했다. 부모님께 도움을 청했다. H는 부모님과 함께 섭식장애 클리닉을 찾았다. 이후 수년간 그곳을 드나들었지만 실제로 바뀐 것은 아무 것도 없었다. 먹고 싶은 충동을 가까스로 참았던 기간도 있었지만, 곧 거식증으로 바뀌었다.

H씨는 자신의 과거를 한 마디로 요약한다. "유년기 절반과 청소년기 전부를 섭식장애로 날려버렸어요." 어떤 치료도 도움이 되지 않던 어느 날, 다니던 병원에서 ADHD 검사를 제안했다. 그동안 찾지 못했던 퍼즐의 한 조각을 찾은 기분이었고, 이제 자신은 물론 식탐까지 깊게 들여다 볼 수 있게 되었다.

음식과 엮이는 일이 완전히 정리된 것은 아니지만 이제 섭식장애는 사라졌다. 정해놓은 원칙을 지키는 한, 먹고 싶은 것은 무엇이든 먹을 수 있다. 첫 번째이자 가장 중요한 규칙은 항상 규칙적으로 먹는 것이다. 하루 세 끼 식사와, 세 번의 간식을 먹는다. 아침에는 푸짐하게 먹는다. 공복 시에는 흡수가 빠른 탄수화물을 피하지만, 균형 잡힌 식사 후에는 단 것과 디저트를 먹는다. 술이 식욕을 증가시키고 충동 조절을 약화시킨다는 것을 알기 때문에 가볍게 마신다. 이러한 원칙을 유지하는 한, 이전에 통제할 수 없는 방식으로 먹었던 음식들을 스스로 다스릴 수 있게 되었다. 더 이상 삶이 음식과 뱃속의 거지(배고픔)들에 의해 좌우되지 않는다.

알코올, 약물, 중독

ADHD가 있으면 살아가면서 암초에 걸릴 가능성이 많은데, 이러한 위험은 삶의 단계마다 다양한 모습으로 다가온다. 학동기에는 학교에서 또래들과 어려움을 겪고 다른 아이들보다 더 자주 사고를 친다. 연구 자료에 의하면 ADHD가 있는 청소년들의 경우, 또래들보다 더 일찍 담배, 술, 마약을 접한다. 일단 손을 대기 시작하면 오남용이나 중독 수준으로 발전할 수 있다.

오늘날 ADHD는 술이나 약물 중독 위험이 높다는 주장이 대세이다. 그게 어떤 의미인가? 부모로부터의 부정적 관심, 학교로부터의 편견과 선입견, 또래들과 친구 만들기 실패, 또는 어린 시절에 겪은 트라우마의 재발 등이 원인인가? 안절부절못함이나 충동성 같은 ADHD 증상에 대한 자가 치료로 술이나 약물에 손을 대지만, 중독으로 이어지는 건 아닌지?

오늘날 ADHD와 물질 남용 또는 중독 사이의 유전적 연관성에 대한 연구가 활발하게 진행되고 있다. ADHD는 유전 성향이 매우 높고, 중독 역시 유전 영향을 많이 받는다. 따라서 ADHD가 있으면 중독에 걸릴 취약성이 높아질 것을 시사한다.

그렇다고 해서 ADHD가 있는 사람들이 모두 술이나 약물을 남용한다는 것은 아니며, 취약할 수 있음을 의미할 뿐이다. ADHD가 있는 사람이라면 물질남용에 대해 좀 더 신경써야 할 것이다. 누구에게나 알코올이나 약물 오남용이 중독으로 이어질 가능성이 있기 때문이다.

U씨와 와인

U씨는 자신의 10대 시절을 회상하며 몸서리를 친다. 13세에 술을 처음 마시기 시작한 뒤로 얼마나 엄청난 위험에 처했었는지 생각만 해도 가슴이 철렁한다. 술의 세계를 알고 난 뒤, 대부분 시간을 친구들과 주말 파티 계획을 짜면서 보냈다. 부모님 술 저장고에서 와인이나 위스키 훔치는 법, 동네 주류판매점에서 술을 사 줄 수 있는 나이든 선배들 섭외하는 법, 어른들한테 걸리지 않게 위장하는 법을 찾아내는 일이야말로 짜릿한 재미가 있었다. 하지만 그러다보니 또래 친구들과 멀어질 수 밖에 없었다.

"그만 마셔야 할 때를 알려주는 경보 장치가 아예 없었어요. 다른 애들은 실수하면서 곧 배웠지만, 저는 항상 계속 마셔댔고 상상도 안 될 정도로 취했어요. 처음에는 걔네들이 저를 보면서 재미있어 했어요. 하지만 제가 너무 취해서 누군가 도움이 필요할 때가 되면 걔네들이 불편해하고 창피해하는 걸 알아차렸어요. 술 없이는 절대 일어날 수 없는 일들을 많이 했어요. 너무 부끄러웠어요. 그런데 다음 주말에도 같은 일이 벌어졌고, 주말 마다 반복이었어요. 정말 어리석은 일이었고, 때로는 목숨이 위태롭기도 했어요. 누군지도 모르는 남자들하고 무방비로 섹스를 했고, 때로 너무 취해서 제가 어디 있는지, 필름 끊기기 전에 무슨 일이 일어났는지 생각이 나지 않았어요, 오토바이로 음주 운전을 하고, 차를 훔쳐서 곧바로 물 속으로 돌진하기도 했어요."

어른이 되면서 십대 시절처럼 생명을 위협하는 이런 시나리오들은 이제 사라진 것처럼 보이지만, 아직 그만 마셔야 될 때를 알려주는 경보 장치는 여전히 없다. 아마도 알코올에 대해 남보다 예민한 편이라서 술에 대해 더 조심해야 한다. "지금도 술을 마시기는 하지만 ADHD가 없는 사람들보다 더 조심하고 있답니다. 마음이 심란하거나 공복상태일때나 업무 시간일 때는 당연히 절대 술을 입에 대지 않습니다."

U씨가 어른이 되고 난 뒤 어머니로부터 외조부모 두 분이 모두 술 문제가 있었다는 이야기를 들었다. 그래서 어머니는 술에 손도 대지 않으셨다고 했다. U씨는 자녀들에게도 알코올 중독에 대한 가족력을 알려주었다.

C씨와 대마초

C씨는 어릴때부터 불면증과 머리 속에서 끊임없이 왕왕대는 소리 때문에 고생했다. 부모와 함께 여기저기 소아청소년정신과를 찾아다녔고 이것저것 약물치료를 받고 상담도 받았지만 효과가 없었다. 열네 살되던 해 대마초를 처음 접했다. 대마초는 그때까지 그녀를 괴롭혔던 수면 부족과 머리 속 소음을 깨끗하게 해결해주었다. 그게 바로 엊그제 같은데, 그 후 십 년 세월은 어떻게 지나갔는지 생각이 나지 않는다.

"환상적이었어요. 머리 속이 조용해졌고 안절부절 못하던게 사라졌어요. 대마초를 피우면 남들 잘 때 자고, 학교에서 전보다 성적도 더 좋아졌어요. 안절부절 못해서 수업 시간에 앉아 있을 수가 없었는데 좋아졌어요. 그

리고 자존감도 높아졌구요. 하지만 대마초 때문에 엄마, 아빠는 저를 사회
복지관이랑 청소년 센터에 끌고 갔어요. 제 생활이 가능해지게 만들어 준
유일한 것(대마초)을 그 사람들이 제게서 빼앗아 가려는 것처럼 느껴졌고,
저는 그걸 다른 것으로 대체하고 싶지 않았어요. 이미 모든 약을 다 먹어 봤
지만 효과가 없었잖아요."

10년 동안 C씨는 사실상 매일 대마초를 피웠다. 처음에는 자신과 대마
초를 피우지 않는 친구들 사이에 어떤 차이가 있는지 몰랐다. 얼마후부터는
신경도 쓰지 않게 되었다. 대마초를 끊어보려고 스스로 노력도 해보고 몇
차례 의료기관이나 사회복지센터의 도움도 받았었다. 하지만 결국 다시 대
마초에 기대게 되었다.

"모두가 돕고 싶어했지만, 애초에 무엇이 문제였는지 아는 이가 없었어
요. 끊는 거 말고는 답이 없다는 걸 알게 되었어요. 친구들은 각자 자기 삶
을 찾아서 떠났어요. 공부도 하고 취직도 하고요. 저는 시간제 알바나 하면
서 지냈고, 자존감은 바닥을 쳤어요. 대마초를 피워도 별 도움이 되지 않았
구요. 계속 불안하고 기분도 다운되었어요. 그래도 멈출 수가 없었어요. 제
가 망쳐 놓은 것들이랑 저 때문에 실망한 사람들을 직면하기가 힘들었어
요."

이제 성인 중독재활센터에 도움을 청했다. 부모님은 물론 주변 친구들
이 오래 전부터 얼르기도 하고 달래기도 한 끝에 마침내 자신도 변화의 필
요성을 인정했기 때문이다.

술이나 담배 외에도 대마초는 ADHD를 앓고 있을 때 중독될 가능성이
높은 물질이다. C씨와 마찬가지로 대마초가 처음에는 ADHD와 관련된 증
상에 도움이 되고 효과를 경험하는 경우가 많다. 하지만 C씨의 경우처럼
ADHD 진단에 대한 지식이야말로 대마초에서 벗어나는 데 꼭 필요한 마지

막 퍼즐 조각과도 같았다. 마침내 마음을 다잡고 ADHD 때문이라고 생각했던 것들에 대해 도움을 받기로 했다. 가고자 했던 시설에서는 다행히 대마초 중독이라는 이유로 그녀를 내치지 않았고, 오히려 ADHD가 행동문제와 중독이 생겼던 근본 원인이라는 점을 이해했다. 대마초로부터 해방되기 위한 투쟁 의지가 ADHD 평가와 치료를 찾게 된 동기가 되었다. 대마초 중독에서 회복되는 동안 ADHD 관련 평가가 진행되었다. 올바른 방향으로 나아가고 있는 것 자체가 중독을 물리치기 위해 정말로 필요한 힘과 강력한 동기부여가 되었다.

모든 실수가 다 ADHD 때문?

ADHD가 있는 일부 소녀나 여성들에게 가장 큰 문제 또는 고통을 야기시키는 것이 모두 ADHD 때문만은 아니다. 이전 경험과 공존장애들이 일상의 문제에 더 책임이 있고, 극히 일부가 ADHD 탓이다.

어떤 환자들에게는 ADHD 보다 성격장애, 중독, 건강하지 못한 대인관계, 우울증 등이 현재 장해와 더 관련있다. 병에 대해 평가하는 단계에서 ADHD 진단에 초점을 맞추는 것뿐만 아니라, 공존장애와 모든 사회적 요인을 명확히 밝혀야 한다. ADHD가 있느냐 없느냐만 따지는 것은 치료 과정에서 다뤄져야 할 다른 문제들을 정리하는데 도움이 되지 않는다.

따라서 여성환자들을 치료할 때 전체 증상을 모두 고려해야 한다. ADHD 치료만으로는 물질남용장애나 성격장애 같은 다른 공존 문제들을 해결할 수 없다. 이렇게 뚜렷한 문제들은 ADHD 치료와 함께 또는 ADHD 치료 이전에 다뤄야 한다.

제 7 장

ADHD를 가지고 살기

어떤 이들에게는 그저 평범해지는게 엄청나게 힘들다는 것을 사람들은 모른다.

- 알베르 카뮈 -

N씨의 새출발 결심

"제 자신한테 질렸어요. 망할 놈의 통제력을 키우려고 밤낮으로 싸우고 있어요. 이런 식으로는 안 된다는 신조로 살고 있다구요. 뭔가 모자라고, 뭔가 변해야 하고, 뭔가 잘못됐고, 고쳐야 한다는 걸 계속 느끼고 있어요.

새출발을 결심한 게 몇 번인지 셀 수도 없어요. 새로 시작할 때 마다 매번 진심이었어요. 그때마다 주변 사람들한테 제가 열쇠를 찾았고, 답을 알았고, 해결책을 찾았다고 선언했어요. 헌데 잘해야 작심삼일이예요. 창피해서 얼굴이 화끈거릴 때가 많아요. 남들이 '거봐, 내가 그랬잖아'라고 말하

는 표정이 눈 앞에 아른거리고, 절망감으로 뱃 속이 뒤집힐 거 같아요,

이해하고 도와주려는 사람들은 항상 똑같이 말하지요, '당신은 자신에 대한 통찰력이 아주 뛰어나고, 무엇을 해야 하는지 알고 있으며, 이미 많은 것을 해냈습니다.' 아니, 그 사람들은 틀렸어요, 저는 단지 말뿐이거든요, 어떤 사물이나 경험, 통찰력 같은 걸 말로 번지르르하게 표현하니 사람들은 제가 목표에 근접했다고 생각하거든요, 하지만 진짜 변하는 건 하나도 없어요, 매번 같은 지뢰를 밟는답니다, 앞으로 나아갈 길을 또 찾지 못했다는 것을 깨닫는 일은 너무 부담스럽고 좌절스럽고 굴욕적이에요, 제 자신과 제 본능을 믿을 수 없답니다, 두렵고 허전합니다, 그래서 제 자신에게 진절머리가 나요,"

전두엽과 뇌의 중요 부분들 사이의 소통 결함으로 인한 수행기능 지연 때문에 ADHD가 있는 사람들은 감정적으로나 구조적으로 문제를 일으킨다, 그렇게 되면 ADHD가 없는 다른 사람들보다 일상 생활에서 훨씬 더 열심히 노력해야 하는 보이지 않는 불리한 조건을 안고 싸우게 된다, ADHD는 삶의 모든 부분에서 장애물이다, 가장 기본이 되는 일상이나 습관을 만들고 유지하는 것도 힘들어진다, ADHD가 있는 소녀와 여성들은 늘 인생 경로를 수정하고 있지만, 실제로는 제자리로 돌아갈 적절한 대책 없이 잘못된 길을 가고 있다는 느낌만 커진다, 게다가 사회에서 당신의 남자형제나 배우자나 남자 동료들보다 당신에게 더 높은 기대치를 가지고 있는 것이 또다른 부담이 될 수 있다,

T씨와 '보통 여자'

T씨의 학창시절은 수월했다. 종종 자기가 친구, 선생님, 부모님의 마음을 잘 읽고 본인 몫을 해내는 사람이라고 생각했다. 나이는 어리지만 사회성과 언어능력이 뛰어나서 사람들이 기대하는 바를 잘 해냈다. 중학교까지는 성적이 우수했다. 9학년(우리나라 중학교 3학년) 때부터 일이 꼬이기 시작했다. 할 일이 늘었고 혼자 해결해야 할 일이 많아지면서 뒤처지게 되었다. 이때부터 스스로 명명한 '피곤한 인생'이 시작되었다.

숱하게 병원을 드나들면서 피 검사와 다른 검사를 한 뒤에 결론은 매번 우울증이었다. 요구 사항이 많아지면 감당할 수 없을 것이고, 공부만 하지 말고 긴장을 풀고 재미있는 일도 해가면서 생활하라고 했다. T씨는 우울증 진단을 받아들일 수 없었다. 지금 생각해도 그때는 전혀 우울하지 않았다. 25년이 지난 지금, 과거와 확실히 다르다. 지금은 완전 우울이다. 어른이 되고 나서는 꽤 오랫동안 우울했다. 십대 시절은 우울이 아니고 그냥 에너지가 완전히 바닥난 것 같은 느낌일 뿐이었다.

돌이켜보면 ADHD 증상이 내내 따라다니고 있었다. 어떤 특정한 일에 오랫동안 완전히 집중할 수 없었고 책 한 권을 끝까지 읽기 어려웠지만, 항상 우회할 수 있는 다른 현명한 방법들을 찾아냈다. 수업 시간에는 맨 앞에 앉고, 계속 질문을 해대고, 노트에 형광펜으로 알록달록 필기를 하고, 손발을 꼼지락대고 머리카락을 꼬면서 정신을 차리려고 노력했다. 오디오북을 다운 받고, 수업 영상을 보고, 유튜브 클립을 보면서 또래들이 수업시간에 책에서 배우는 정보를 놓치지 않고 따라가려고 노력했다.

고등학교 시절은 더 힘들었다. 성적을 유지하기 위해 온갖 노력을 다 쏟아부었다. 그 결과 하루가 끝날 무렵 너무 지쳐서 배구 연습을 빼먹을 수 밖에 없었다. 친구들하고 노는 것은 아예 꿈도 꿀 수 없었다. 저녁 식사 후 몇 시간 동안과 주말은 모든 것이 다시 시작되는 다음 날을 버티기 위해 에너지를 비축하며 시간을 보냈다. 그럼에도 불구하고 그녀가 얼마나 열심히 노력하고 있는지, 에너지를 끌어올리고 시동을 걸고 연료를 채우고 속도 조절을 해나가는게 얼마나 힘든 일인지 자신 말고는 알아주는 이가 없었다.

나에게 정신과 자문을 위해 찾아온 시기는 첫 아이를 낳고 6개월이 되었을 때다. 육아 휴직 중이었는데 탈진 상태였다. 삶은 최고조에 달했는데 끔직하게 느껴지는게 수치스러웠다. 멋진 가족과 정원이 딸린 집이 있고, 딸과 함께 일년 육아휴직이라는 사치를 누리고 있었다. 하지만 겉으로 드러나지 않는 속 삶은 '지옥 같은 혼돈'이었다.

하루 종일 아기 젖먹이고 아기 수면 시간에 맞추느라 엄마는 언제 잘 수 있을지 알 수 없었고, 그러다 보니 자신만의 일상은 사라졌다. 아기의 시도 때도 없는 요구에 맞춰줘야 하는 스트레스에 수면 박탈이 겹치면서 그녀는 거의 정신이 나갈 지경이었다. 가족이나 친구들이 격려차 방문하는 것도 부담스러웠다. 주변에서는 좋은 뜻으로 조언을 해 주었지만 도움이 되지 않았다. "스스로 너무 높은 잣대를 들이대지 말아요", "첫 애기 키우는 재미를 즐기고 느긋하게 누리세요. 언제 또 이래 보겠어요?", "그렇게 완벽하게 통제하려고 하지 않아도 돼요. 모든 게 완벽할 필요는 없다고요."

T씨는 외래에서 울음을 터뜨렸다. 충분히 감사할만큼 가진 삶인데, 그렇지 못한 자신을 부끄러워하고 두려워했다. 자기가 사라지는 게 더 나을 것처럼 느껴진다고 했다. 우리는 함께 한 조각 한 조각 그녀의 상황을 풀어나갔다. T씨가 가진 조각들을 테이블 위에 펼쳐놓고 함께 제대로 맞추려고 노력했다. 부주의 증상과 수행기능 부족에 대한 복잡한 대처 전략이 서서히 드러나기 시작했다.

주변 정리나 간단한 일상 업무들이 저절로 굴러갈 수 있도록 할 수 없다는 것을 알고 있었기 때문에, 평생 매일 해야 하는 일들에 순서와 규칙을 만드는데 보냈다. 그렇게 함으로서 생활에 여유를 갖고자 하였다. 하지만 주변에서는 그런 노력을 알아주지 않았다. 남편도 처음에는 그녀의 독특한 일상에 대해 애정 어린 관심을 보였지만, 이제는 그녀의 별난 행동이 종종 부부싸움이나 잔소리의 빌미가 된다.

주변 사람들은 그녀의 독특한 일 처리 방식에 대해 융통성 없고 자기중심적이라며 항상 자기 멋대로 한다고 생각하는 것 같았다. 주변 사람들의 의견에는 동의하지만, 스스로에게는 가장 무자비한 판사이다. 일이 계획대로 진행되지 않거나, 누군가 정돈된 집을 어지럽히거나, 아기가 아프거나, 새로 만든 일상이 깨지는 경우, 그녀는 멘붕 상태가 된다.

ADHD 진단은 그녀 삶의 전환점이 되었다. 스스로 자기 행동의 의미를 깨닫게 되었고, 목표지향적 전략을 세워서 자신을 조금씩 지켜낼 수 있었다. 하지만 무엇에 맞서 싸우는지 주변 사람들을 이해시키는 일은 여전히 쉽지 않았다. 남편, 부모님, 그리고 친구들에게 자기 뇌는 그들과 다르다는 것을 납득시키는 것을 포기하였다.

그녀 자신, 그녀가 겪는 어려움, 자기만의 강점 등을 새롭게 깨우쳐가는 과정에서 이해하지 못한다는 사실은 그녀를 슬프고 낙담하게 만들었다. 가끔 사람들 말이 맞는 것도 같고, 진단이 맞는지 의심하게 될 때도 있다. 사실은 그냥 게으를 뿐인데 진단을 빙자해서 실패와 무능함을 숨기려고 하는 건 아닌지? 부모가 되는 것은 누구에게나 힘든 일인데, 나만 힘든건 아니잖아?

ADHD는 상당한 장해를 초래하고 광범위한 공존장애를 동반할 수 있다. 하지만 더 심각한 문제는 숨어 있어서 보이지 않는 약점이다. 시간 계산을 제대로 못하고, 즉시 해야 할 일과 기다려도 되는 일의 우선순위를 정하는게 어렵고, 조직화와 계획수립이 어렵다. 시작부터 잘못된 것을 발견하고 대신 새 과제를 시작해야 할 수도 있다. 이런 점들을 이해할 수 있게 된다면 ADHD가 엄마노릇하는데 얼마나 스트레스가 될지 이해하는게 수월해진다.

ADHD가 있는 여성이 일단 엄마가 되면, 이러한 문제를 다루기 위한 이전의 전략이 불충분하거나 실패로 돌아간다는 것을 깨닫는데 그리 오래 걸리지 않는다. 자기 혼자일 때는 효과적이었던 과거 전략들이 남편이나 아기가 포함되기 시작하면 무용지물이 된다. 엎친데 덮친격으로 오랫동안 본인이 정해 놓았던 일상 적응 방식이 아기나 가족 건강에는 도움이 되지 않을 수도 있다. 문제는 이러한 지침을 잃어버리게 되면서 본인과 본인이 가장 사랑하는 사람들에게 다가올 폭풍우를 앞두고 우왕좌왕하는 일이 벌어질 수 있다는 것이다.

T씨는 종종 사회적 상황에서 엄마로서 맞닥뜨리게 되는 ADHD의 또 다른 측면에 대해 호소하였다. 많은 여성들은 여성 고유의 역할, 배우자 역할, 그리고 엄마 역할을 다하지 못하는 것을 매우 부끄럽게 여긴다. T씨의 경우 남편과 친밀한 관계는 물건너 간지 오래다. T씨 부부는 늘 다투고, 딸은 항상 엄마의 관심과 사랑을 바라고 있으니 남편에게 눈길을 줄 겨를이 없다. T씨는 끊임없이 집을 청소하지만 끝이 없었다. 방청소에서 시작하다가 찬장에 눈이 가고, 내용물을 다른 방으로 옮겨 놓고, 결국 집안 전체가 뒤죽박죽이 되었다. 큰 쓰레기 수거함을 주문해서 거기다 모든 것을 내다 버리고 새로 시작했다. 이 과정에서 남편 물건까지 몽땅 갖다 버리기 때문에, 남편은 그녀가 대책없이 제멋대로라고 생각할 수 밖에 없고 다툼으로 이어졌다.

어떤 날은 사소한 데 꽂혀서 그냥 넘어가지 못한다. 먹는 것도 잊어버리고, 심지어 유모차에 탄 딸도 까먹는다. 한 번은 이웃 사람이 찾아 와서 유모차 안에서 아이가 한 시간 넘게 울고불고 한다고 알려주기도 했다. 1990 년대에 발매된 CD 컬렉션을 챙기고 있는 그녀를 못마땅한 표정으로 보는 이웃들에게 너무 부끄러웠다. 언제나 그렇듯이 자신에게는 인정사정없는 재판관답게 "내가 무슨 놈의 엄마야?"라고 자책했다. 하지만 남편이 직장에서 퇴근해서 돌아왔을 때, 그녀는 여전히 CD를 붙들고 연대순으로 정렬하느라 정신이 없었다. '아니야, 연주자별로 할까, 아니면 표지 색깔별로 분류할까?' 머리 속에서 갑자기 어디선가 책들을 색깔별로 분류한 것을 봤던 기억이 스쳐 지나갔다. '그래, 맞아, 책 정리해야지' CD를 거실바닥에 늘어놓고 책꽂이로 눈이 간다. '색깔별로 맞추는 게 좋겠어!'

감각처리 및 지각

ADHD를 앓고 있는 많은 사람들은 다른 사람들과 다른 방식으로 신체 감각을 경험한다. 아마도 여러분은 어렸을 때부터 "아니, 이건 아프지 않아, 네가 과장하는 거야." 또는 "언제 멈춰야 하는지 모르는구나, 그렇게 빡세게 밀어붙이는게 좋은게 아니란다."라는 말을 들어봤을 것이다. ADHD를 앓고 있는 많은 사람들은 항상 온도, 신체 접촉, 위장 기능, 옷이 몸에 닿는 느낌, 그리고 배고픔이나 포만감을 남들과 다른 방식으로 경험했다고 말한다.

이런 감각 경험의 원인에 대한 지식이나 정확한 연구는 많지 않다. 자폐스펙트럼장애에서도 유사한 신체 경험의 차이를 볼 수 있다.

1장에서 과거 ADHD와 유사한 문제를 지칭했던 DAMP[1]라는 진단에서도 찾아볼 수 있다. 요즘 DAMP는 주로 투박하고 난폭한 사람을 가리키는 부정적 표현으로 사용되지만, 실제로 ADHD가 있는 사람들이 일상 생활에서 겪는 어려움과 매우 잘 들어맞는 표현이다. DAMP는 주의력 부족, 과잉 활동, 충동성 외에도 운동 능력과 지각 관련 증상을 포함한 '주의력, 운동 조절 및 지각 결함'의 약자이다. DAMP의 "P"는 ADHD가 있는 아이들과 어른에서 흔히 볼 수 있는 옷의 착용감, 촉감, 빛에 대한 민감도, 소리, 냄새, 음식의 밀도(식감)에 대한 모든 경험을 의미한다. ADHD가 있다면 종종 나타날 수 있는 증상들이지만 등한시하거나 무시하거나 묵살된다.

이러한 어려움들은 ADHD가 있는 여성들에게 특히 문제가 될 수 있다. 남녀의 성 차이 때문이 아니라, 우리 사회, 혹은 여성 스스로가 여성에 대해 갖고 있는 기대감 때문이다. 신체 접촉 시 감각과 느낌, 옷이 몸에 닿는 느낌 등은 사춘기 변화, 임신, 모유수유처럼 여성에서 신체가 성장하고 변화를 겪을 때 더 문제가 될 수 있다. 아이에게 젖을 먹일 때 느끼는 불쾌감과 엄마가 얼마나 아기를 사랑하는지는 아무 관련이 없다. 하지만 사람들은 그런 불쾌감을 쉽게 오해할 수 있고, 따라서 엄마는 자신의 그런 감각 때문에 아기와의 접촉이 부담스럽고 거슬린다고 느낄 때 죄책감이나 수치심을 갖게 된다. 이러한 감정들은 주변 인물들의 잘못된 판단과 이해 부족에 의해서 강화될 수도 있다.

ADHD를 앓고 있는 많은 사람들은 가구에 부딪히고, 잘 다치

---

1) Deficit in Attention, Motor control and Perception

고, 엎지르거나 물건을 잃어버린다. 서투르고 버벅대는 느낌이다. ADHD가 있으면 여러 가지 운동 장애와 지연 행동이 흔하다. 무엇이 뇌에서 소근육 및 대근육 운동기능, 협응운동 기능의 문제를 일으키는지 명확한 원인이 완전히 밝혀지지 않았다. 아마도 소뇌와 기저핵을 포함한 뇌 신경망과 관련이 있을 것이다(2장 ADHD와 뇌 참조).

여기서 짚고 넘어가야 할 것은 우리 사회가 남자아이와 여자아이들의 행동에 대해 기대치가 다른 것은 아닌가 하는 것이다. 소근육 기능 이상은 특히 여성에게 불리하다. 글쓰기, 소품만들기, 식사 예절에 영향을 미치기 때문이다. 또한 화장하기, 머리 손질, 옷 매무새, 높은 굽 구두 신고 걷기 또는 춤추기 같은 일이 일반 여성에게는 별 노력없이 가능한 일이지만, ADHD 여성들에게는 그냥 넘어갈 수 있는 일이 아니다.

물리치료사 또는 작업치료사의 지원을 받는게 도움이 될 수 있다. 중추신경계 자극 약물은 ADHD의 협응능력과 위치 감각 개선에도 효과가 있다.

수면 문제, 잠들기 어렵고 깨우기 전쟁까지

비록 진단 기준의 일부는 아니지만, ADHD에서 여러 가지 수면 문제를 흔히 볼 수 있다. ADHD가 있는 성인 10명 중 8명이 수면 관련 문제가 있다. 꼬리를 무는 생각이나 수면을 망치는 불안 때문에 긴장을 풀고 쉬지 못한 경험이 있나요? 아니면 소리나 빛에 과민하거나 침대 시트가 피부에 닿는 느낌 때문에 잠들기에 충분한 마음의 평화를 찾을 수 없나요?

수면의 질 저하나 수면 부족이 지속되면 건강에 부정적 영향을 미친다. 주간 피로는 작업 능률 저하로 이어지고, 작업장 사고 위험도 높아진다. 충분히 수면을 취하지 못하면 비만이나 고혈압 같은 성인병 위험도 높아진다. 불면증이나 토막잠은 스트레스에 민감하게 만들고 정신건강문제에 취약하게 만든다. ADHD가 있는 사람들이 수면 문제를 가볍게 여기다 보면 감당하기 어려운 문제를 일으킬 수 있다. 때로는 알코올, 중독성 있는 약물 또는 대마초 같은 물질에 손을 대기도 한다. 이들 물질은 처음에는 문제 해결을 위한 현명한 방책인 것처럼 보이지만, 대개 상황을 악화시킨다. 처음에는 보조제 정도로 사용하지만 점점 더 필요 용량이 늘고, 빠르게 중독에 빠진다.

"얘는 항상 올빼미였어요", "얘는 태어날 때부터 재우는게 장난이 아니었어요"라는 표현은 ADHD 성인들이 흔히 듣는 말이다. 어떤 이들은 배우자로부터 "당신은 잘 때 애기처럼 이리 뒹굴, 저리 뒹굴 돌아다닌다"거나 "아침에 깨우는 건 거의 불가능이다"라는 말을 듣는다.

게다가, 하지불안증후군[2]과 속으로 안절부절 못하는 느낌[3]은 ADHD가 아닌 사람들보다 ADHD에서 더 흔하다. ADHD와 수면 사이의 연관성은 양방향성이다. ADHD와 함께 산다는 것은 수면 문제에 대한 유전적 위험을 가지고 있다는 것을 의미하고, ADHD 증

---

2) restless leg syndrome
3) inner restlessness. 영어본에는 inner ceaselessness로 되어 있으나 원저자
    와 소통한 결과임

상은 수면 문제로 인해 불가피하게 악화된다. 게다가, ADHD에 대한 특정 약물은 중추신경자극효과로 인한 부작용으로 수면 문제를 일으킬 수 있다.

ADHD와 관련된 불면증의 원인은 하지불안증후군부터 선천적으로 다른 일주기 리듬에 이르기까지 많다. 수면 문제가 삶의 질에 미치는 영향을 고려할 때, ADHD 평가 및 치료 시 개인의 수면 패턴을 신중하게 고려해야 한다. 완전한 ADHD 치료 접근을 위해 불면증에 대한 개인별 맞춤형 지원과 개입이 필요하다.

잠들기를 거부하는 J씨의 뇌

씨가 아기였을 때 엄마를 정말 힘들게 했다. 한 줄기 햇살처럼 행복했고, 똘망똘망하고 호기심이 많았으며, 끊임없이 움직이고 활동적인 아기였다. 갓난 아기 때부터 지루함을 참지 못해서 유모차나 아기침대에 누워 있는 것을 좋아하지 않았다. 걷기 시작하면서 새로운 것을 찾아 다니느라 잠잘 시간이 없었다. 유모차 밖에서 들리는 아주 작은 소리나 움직임은 물론, 깨 있는 동안 일 분 일 초도 놓치고 싶어하지 않는 것 같았다. 아기가 잠든 그 짧은 시간이 엄마의 휴식시간이기 때문에 아기를 깨우는 어떤 종류의 외부 자극도 엄마에게는 극혐 대상이었다.

중학생 때는 부모가 통금시간을 자정까지로 제한했지만 또래 친구들과 비슷한 시간에 잠자리에 든 적이 거의 없다. J씨 부모는 밤에도 부부만의 시간을 가진 적이 없었지만, 가장 곤혹스러운 시간대는 아침이었다. 깨우는데 한 시간도 부족할 지경이었다. 부모도 직장에 출근을 해야 하기 때문에 아침마다 전쟁이었다.

십대 때는 그나마 또래들도 비슷한 문제가 있었으니 그렇다고 쳐도 24살이 된 지금도 여전히 밤에 잠들기가 어렵고, 아침에 일어나는 것은 더 어려워졌으니 어쩌면 좋을까?

"뇌가 멈추기를 거부해요. 온갖 생각과 아이디어가 밀려들고 속도를 늦출 틈도 없이 계속 달려요. 할 수 있는 건 다 해봤어요. 한때는 매일 밤 담배랑 대마초를 피웠어요. 재미로도 아니고, 원해서도 아니고, 그저 머릿속에서 왕왕거리는 걸 없애려구요. 그러다가 들켜서 이제 매주 불려가서 소변검사를 받아요. 더 이상 이 거지 같은 짓을 할 수 없어요. 하지만 그게 그나마 유일하게 조금이라도 도움이 되었었다고요."

더 이상 이대로는 안 돼요. 잠 문제를 제대로 해결하지 못하면 직장에서도 곧 잘릴거예요. 하지만 한번 잠이 들면 일어나지를 못해요. 전에는 결코 기분이 다운되거나 우울한 적이 없었지만, 요새는 거의 항상 기분이 다운되요. 종일 안개 속을 걷는 것처럼 몽롱하고, 그저 빨리 눕고만 싶어요. 근데 종일 잠만 생각하다가도 밤에 막상 자리에 누우면 더 이상 피곤하지 않아요. 말이 험해서 죄송한데요, 존나 힘들어요."

ADHD 관련 평가 후 진단을 받았고, 정상 수면 주기를 만드는데 도움이 되는 천연 수면 호르몬인 멜라토닌을 처방받았다. 멜라토닌은 원래 해가 지면 뇌에서 분비되고 아침이 되서 해가 뜨면 분해된다. 멜라토닌이 제대로 작용하면 잠을 푹 자고, 수면 관련 약물의 숙취 효과 없이 상쾌하게 깨어난다. 또한 씨는 약 6 kg 무게가 나가는 두툼하고 포근한 이불[4]을 덮고 자면서 수면의 질이 좋아졌고, 매일 밤 깨는 횟수는 줄어들었다.

---

4) weighted chain blanket

미루기, 내일로 미룰 수 있는데 왜 오늘?

ADHD의 가장 큰 어려움 중 하나는 동기부여와 추진력 조절이다. 그런 일들이 단순한 것처럼 들릴 수 있고, 힘이나 의지 또는 도덕성의 결함이라고 오해하는 게 보통이다. 하지만 그건 결코 사실이 아니다. 무엇을 해야 하는지 알지만 실제로 행동에 옮기지 못한다. 그래서 빨래가 밀리고, 접시는 쌓이고, 세금 납부 기한을 넘기는 등 큰 핸디캡이 된다. 주위 사람들 생각에는 대체로 허술하고 게으르고 우울하거나 무능한 것처럼 보이지만 결코 그렇지 않다.

이 시점에서 생각해봐야 할 문제는 사회에서 이런 종류의 어려움이 남자보다 여자한테 나타나면 왜 받아들이기 힘들어하는가이다. '총각 소굴[5]'이라는 표현이 있다. 이는 처음 자기 집을 마련한 젊은 여성이 관리하는 깔끔한 곳에 비해, 그렇게 관리되지 않는 지저분한 아파트에 사는 것이 더 매력적으로 다가올 수 있다는 것을 암시한다. 나이가 든 여성이 머리는 부시시하고 블라우스 단추도 제대로 채우지 않은 채 출근하는 것이 같은 또래 남성들이 콧수염만 보면 아침에 뭘 먹었는지 알 수 있게 묻히고 15분 지각하는 것보다 더 눈에 잘 띄지 않는가? 여전히 엄마나 여성들은 멀티태스킹이 가능하다고 기대하고 있는가?

소셜미디어에는 직장과 육아를 병행하고, 외모에 신경쓰고, 자기계발에 힘쓰면서 깔끔하고 우아하게 집을 관리하는 여성들의 사연이 올라와 있다. 그러나 ADHD가 있는 여성들은 자녀들에게 계절에

---

5) bachelor pad, 원래 뜻은 독신 남성 숙소

맞는 옷을 입히고, 집안을 깨끗이 청소하고, 학교 행사에 가져갈 빵을 굽거나, 직장 행사 준비하는 것을 챙기는 것은 고사하고, 일상 생활이 통제 불능 상태에 빠지는 것조차 감당하기 어렵다는 것을 잘 알고 있다. 사회에서 기대하는 성공적이고 책임감있는 여성이 되기에는 한참 부족하다는 것을 깨닫는다. 여성이 남성보다 이 모든 역할들을 더 잘 관리해야 하는 게 당연한 일인가?

D씨와 부엌에 쌓이는 접시

D씨는 ADHD 진단을 받은 적이 없었다. 특별한 재능이 있고 현명한 여성이다. 불안증상을 조절하기 위해 수도 없이 약물을 처방받았지만, 이제는 투약을 중단하였다. 사회 생활의 어려움과 직업상 실패를 설명하려면 엄청나게 많은 모델이 필요할 정도이다.

D씨는 외롭고, 결함이 있고, 고립되어 있다고 느낀다. 힘들게 살고 있다는 것을 본인이나 다른 사람들이 이해하기 힘든 이유는 업무에 필요한 사회적, 지적 재능이 뛰어나다는 것이다. 하지만 성인 ADHD로 진단을 받으면서 그동안 외로웠던 이유나 직업상 실패를 거듭했던 것을 이해하게 되었다.

전에 사회공포증 치료를 받을 때 치료자는 퇴근 후에 동료들을 집으로 초대하라고 조언했다. 하지만 집이 너무 지저분하고 엉망이라서 불가능하다고 말했다. 집안 청소, 설거지, 건조기로 빨래 말리기 같은 일이 너무 힘들었다. 너무 엉망이라 남에게 보여주기가 민망할 지경이었다. 그래도 치료사는 거듭 권했다. "아무도 신경 안 써요, 우리 사는게 다 그렇지 뭐, 그게

다 사람 사는거지, 좀 지저분한게 오히려 긴장을 푸는 데 도움이 될 수도 있어요."

하지만 치료사가 그녀의 집 상태를 좀 더 자세히 알았다면, 누군가를 초대하지 않는 게 낫다고 생각했을 것이다. 부엌에는 몇 달치 접시가 쌓여 있다. 깨끗한 접시가 없어서 매일 배달 음식을 먹고 산다. 배달상자를 분류하기는 하지만 분리수거에 내놓은 적이 없다. 드나드는 통로만 빼고는 양 옆으로 쓰레기 벽이 생겼다. 거실 한 켠에는 삼촌에게 유산으로 물려 받은 이삿짐 상자들이 여전히 포장도 뜯지 않은 채 쌓여 있다. 고장난 텔레비젼도 있고, 두 개의 빈 수족관도 있다. 8년 전 마지막으로 기르던 물고기가 죽은 뒤에 새로 물고기를 산 적은 없다.

D씨는 자신의 집이 말도 못하게 엉망이다 보니, 사람들을 초대하면 자기에 대해 잘못된 인상을 갖게 될 거라고 느꼈고, 실제로 그랬을 것이다. 손님을 초대할 정도로 정리하는 게 미뤄지면서, 사회생활도 위축되었다. 사람들을 초대하지 않으면, 초대받을 일도 없기 때문이다.

더 생산적인 정신의학적 접근법은 D씨가 자신의 동기부여 과정을 조절하고 영향을 미치는 데 관련된 요인을 고려하는 것이다. ADHD 관련 평가를 마친 뒤 적절한 진단, 증상에 대한 교육, 그리고 중추신경자극약물 복용과 구체적 작업치료가 진행되면서 사회활동이 늘어났고 쌓여있던 접시 높이는 낮아지기 시작했다.

새 울타리를 만드는 일상

애매함을 이해하는 능력 없이 사는 삶을 상상할 수 있을까? "과하지 않다면", "아마도", "지금 그럴 기분 아니야", "내일 하면 안 될까?" 같은 말들은 통제되지 않는 혼란을 예방하기 위해 공들여 구축해 놓은 보호장치를 한 방에 날려버릴 수 있는 지뢰들이다. ADHD가 있을 때 생기는 문제 중 하나는 자기가 하는 일의 등급이나 강도의 세세한 차이를 알아차리지 못하는 것이다.

ADHD가 있는 소녀와 여성들은 지금 당장 해야 할 일과 나중에 할 수 있는 일에 우선 순위를 매겨서 처리하는 것을 지나치게 힘들어 한다. 과제, 요청사항, 지시 등을 처리하는데 예상되는 시간이나 노력에 따라 배분하지 못하고, 모두 비슷한 주의력과 기억 용량이 필요하다고 느끼기도 한다. 이러한 내용을 주변 사람들이 인식하고 이해하기 쉽지 않기 때문에 ADHD가 있는 사람은 큰 스트레스를 받는다. "그냥 잊어버려, 내일 아침까지 하면 되는 거잖아." "왜 그렇게 애를 써, 굳이 그럴 필요 없잖아." "너무 열받지마, 마감이 다음 주까진데 뭐." 이런 말들이 위로가 되지 않는다.

ADHD를 앓고 있는 많은 여성들은 스트레스와 불확실성을 견디기가 너무 어려워서 '모 아니면 도' 같은 결정을 내려야 한다. 삶을 효과적으로 만들고 모든 것을 하나로 묶기 위해 모든 것을 항상 확실한 방식으로 하려고 노력한다. 중간, 예외, 그리고 잠자는 시간도 없다. 극단적이고 협상이 불가능한 부분이 남아 있다면 그들의 삶은 감옥에 갇힌 것이나 마찬가지다. 다른 사람들은 다시 한 번 어리둥절해하며 바라볼 수도 있다. "좀 쉬어라, 제발", "완전히 지쳤구나", "네 자신한테 그렇게 빡빡하게 굴지 않아도 된다고."

그러나 ADHD를 앓고 있는 많은 소녀들과 여성들이 증언하듯이 예외는 없다. 감옥 벽 너머에는 상상 속의 또는 극복할 수 없는 혼돈이 숨어 있다. 울타리 안에 있는 게 최선이다. 적어도 그곳에서는 통제력이 유지될 수 있다. ADHD가 있으면 통제하는 게 최상의 수단처럼 보인다.

의심, 영원한 동반자

ADHD에 대한 이야기 중에는 삶 자체가 실패라는 내용이 많다. 삶에 적응하지 못하는 이야기도 있다. 어렸을 때부터 어떤 대가를 치르더라도 지켜야 할 비밀을 가지고 산다는 느낌, 그리고 남과 다르다는 비밀 같은 것들이다. 많은 사람들이 자기가 믿는 누군가에게 용기를 내서 ADHD라서 겪었던 감정을 털어놓기도 하지만, 결과는 대개 슬픔 내지 실망이다. "누구나 그렇게 느낄 때가 있지", "나도 알아, 나도 힘들었거든".

DSM-5에 등재된 다른 정신장애와 마찬가지로 ADHD도 혈액 검사나 엑스레이보다는 주로 면담과 개인 정보에 근거해서 진단한다. 그러다 보니 ADHD 진단에 대한 신뢰도가 낮아질 수 있다. 그래서 사람들 중에는 자기 진단이 ADHD라는 사실을 잘못된 결론이라고 의심을 하는 경우도 있다. ADHD가 있는 사람들은 진단과 치료에 대해 남이 하는 말에 귀가 솔깃해진다.

가족과 친구들이 좋은 뜻으로 남과 다르다고 느끼는 사람을 정상 범주에 포함시키고 싶어하는 마음은 이해할 수 있지만, 종종 역효과를 낳는다. 십대 청소년들의 경우, 행동문제가 있더라도 어려움을 극복하고 경험을 통해 배워가면서 문제 행동이 정상으로 돌아올 때까지 기다려 줄 수 있다. 그러나 이런 전략은 종종 심각한 문제를 확인하지 못하거나 치료 기회를 놓치게 만들 수 있다. 어떤 병이든 진단을 빨리 받을수록 적절한 지원을 받을 수 있는 더 좋은 기회를 잡을 수 있다. 그래야 부정적 결과를 줄일 수 있다. 이는 신체질병뿐 아니라 ADHD도 마찬가지다.

제 8 장

가족과 대인관계

천성인가 양육효과인가?

지난 2-30년간 연구 결과, ADHD 발병은 문제있는 양육, 건강하지 않은 식사, 과도한 스크린 노출 시간보다는 상당 부분 유전과 관련된 것으로 밝혀지고 있다. 유전 관련성은 최대 80% 정도이다.

특정 단일 유전자가 발병 책임이 있는 것은 아니다. 많은 유전자들이 복합적으로 ADHD의 유전적 취약성에 함께 관여한다. 이는 ADHD 발생이 사회적 환경보다는 주로 생물학적 원인에 의존함을 의미한다. 하지만 유전 성향이 높다고 해서 유전적 취약성이 있는 사람에게 모두 ADHD 증상이 나타나는 것은 아니다. 환경이나 사회 요인이 중요하지 않다는 것도 아니다. 다만, 유전성향이란 기본적으로 각 가족 구성원들이 유사한 어려움을 겪고 있음을 의미한다. 즉, 유전적 대물림 때문에 가족 내 역학 관계가 취약해지기 쉽다. ADHD 자녀가 있는 부모들은 자녀를 위해 최선의 환경을 구축하고 지원 체계를 만들어야 하는 동시에, 부모 자신이 갖고 있는 문제에 대처해야 하는 어려움이 있다.

유전자와 환경 사이의 상호작용을 보여주는 사례들이 꽤 있다. 부정적 사건이나 외상에 대한 반응이 유전자에 따라 달라진다는 연구도 있다. 연구에 따르면 외상, 학대, 방임 등에 특히 취약한 유전자를 가지고 태어나는 사람들이 있다. 즉, 유전자(천성) 또는 환경(양육)만으로는 설명할 수 없고, 대신 특정 환경에서 특정 유전자가 작동된다는 이론이다. 열악한 환경에서 태어난 아기들이 모두 어려움을 겪지 않는 이유를 설명할 수 있다. 또한 때때로 가난하고 또는 학대하는 가정 환경에도 불구하고 놀라울 정도로 잘 자라고, 부모나 형제자매와 달리 정신 건강 문제가 발생하지 않는 아이들을 '회복탄력성 있는 민들레아동'이라고 부른다.[1]

민들레아동은 어릴 때 환경 영향에 대해 타고난 저항력 또는 회복탄력성이 높아서 어디서 자라든 크게 영향을 받지 않는다. 열악하거나 정상적이거나 또는 엄청나게 부유하거나 별 상관없다. 한편 아이들 중에는 '예민한 난초아동'도 있다. 타고난 취약 소인 때문에 양육환경에 극도로 민감하게 반응한다. '난초아동'의 민감성을 특별히 잘 관리해주는 환경에서 양육한다면 제대로 발달하고 잘 기능할 수 있는 사람으로 성장한다. 하지만 난초 아동들은 보통 가정에서 키워도 힘들 수 있다. 꽃을 피우려면 특별한 관심과 섬세한 주의가 필요하다.

---

1) The Orchid and the Dandelion: Why Some Children Struggle and How All Can Thrive. W. Thomas Boyce, 2019, Penguin, Canada

ADHD가 있는 여성들은 예민함과 오해를 종종 경험한다. 안타깝게도 ADHD가 있는 아이들이 특별히 더 좋은 환경에서 자랄 수 있는 기회는 별로 없다. 부모가 그런 환경을 바라지 않는 것도 아니고, 아이를 방임하기 때문도 아니다. 반대로 문제는 부모한테 있을 수 있다. ADHD의 취약성은 유전되기 때문에, ADHD 아동의 부모들 중에는 때때로 그들의 의지와 관심에도 불구하고 자신들은 물론, 아이를 보호할 수 있는 건강한 환경을 조성하기가 어렵다. ADHD가 나쁜 양육의 결과가 아니며, ADHD를 가진 자녀와 부모 모두에게 영향을 미칠 수 있다는 것을 우리 모두 인식해야 한다. ADHD가 있는 아이들도 다른 장애를 가진 아이들과 마찬가지로 그들의 단점에 대한 이해와 지지를 필요로 한다. 따라서, 아이를 돕기 위해 여러 단계에서 취약한 가족 시스템 전체를 지원해야 할 수도 있다.

ADHD 여성의 엄마 되기

ADHD가 있는 젊은 여성 중 나에게 아이를 원치 않는다고 말하는 이들이 있다. 가족에 대한 욕심이 없는게 아니라 자기가 다른 누군가의 삶을 책임질 수 있으리라는 믿음이 없기 때문이다. 성인기에 ADHD 진단을 받은 많은 여성들은 자기 한 몸만 챙기는 건 어찌어찌 해보겠지만, 아이가 삶의 방정식에 들어오는 순간 감당할 수 없을 거라고 느낀다. ADHD가 있는 많은 여성들은 부모가 되는 것은 자기 능력 밖의 일이라고 생각한다.

그동안 살면서 구축해 온 일상들이 제대로 작동하지 않을 것을 걱정하기 때문이다. 다른 사람들에게는 복잡하지 않은 간단한 일상을 수행하는데 남보다 많은 시간과 생각을 쏟아야 한다. 평범한 삶을 영위하기 위해 엄청난 에너지가 필요하다는 뜻이다. 아기 요구를 제대로 들어주지 못하고 있는 것은 아닌지 의심하게 되는 일보다 더 부모를 힘들게 만드는 것이 있을까? 실패를 반복하고 종종 주변의 부정적 시각이 겹치기까지 하면 자존감은 낮아질 수 밖에 없다.

가족 중 ADHD가 있다면 그 가정은 종종 사회의 지원과 도움이 필요하다. 이상적인 사회라면 각 가정의 필요에 따라 맞춤 서비스를 받을 수 있을 것이다. ADHD가 있는 많은 여성들은 사회돌봄서비스에서 환자나 가족을 존중하고 이해해주지 못할 때가 있다고 말한다. 하지만 보건의료서비스 제공 기관 입장에서도 서비스를 받는 ADHD 가족이 완벽한 환자가 아닐 수 있다. 진료 약속에 오지 않거나 모임에 빠질 때가 자주 있다. 나를 포함해서 지원과 치료를 제공하는 쪽에서는 종종 환자 가족들의 치료 의지 부족을 비난하면서 치료시간에 오지 않는 경우 치료를 종결한다. 알코올이나 약물로 적절하지 않은 자가치료를 하고 있다면, 해로운 습관을 고칠때까지 돌아오지 말라고 충고해 줄때도 있다. 환자나 가족들이 치료진에게 화를 내거나 실망한다면, 기관 입장에서는 그들을 배은망덕이나 성격 탓으로 돌릴 수도 있다.

앞서 언급한 것처럼 대물림 가능성이 높다는 것은 많은 가정이 이런 어려운 상황을 겪을 수 있다는 것을 의미한다. 부모와 자녀 모두 다른 가족보다 더 힘들게 투쟁하게 되고, 더 많은 갈등을 겪고, 사회적으로도 더 큰 차별을 느낄 것이다. 특히 ADHD가 있는 딸의 어머니는 부모 노릇에 더 스트레스를 받고 아이의 ADHD 증상 때문에 스트레스가 더해진다. 또한 진단지연, 진단 후 치료 접근성 저하, 사회적 기대와 편견 등도 이 같은 원치않는 현실 전개에 한 몫을 한다.

하지만 많은 ADHD 엄마들이 자녀들의 환상적인 옹호자가 되고

대변인이 되는 것을 볼 수 있다. 소외되고 오해 받고 학대 받는 것이

어떤지 알고 있기에 자기 자녀가 같은 문제로 힘들어 지는 것을 결코

방관하지 않을 것이다.

호랑이 엄마 Q씨

    Q씨는 세 딸의 엄마다. 큰 딸 C는 2년 전에 ADHD 진단을 받았다. 둘

째, 셋째는 생김새나 재주가 모두 아빠를 많이 닮았지만 C는 어린 시절의

Q씨를 쏙 빼닮았다. 골칫거리고, 멍때림이 많고, 다른 이에 대해 배려가 많

고, 공상을 많이 한다. C가 ADHD 검사를 받을 때 Q씨는 자기도 ADHD가

있을 거라고 느꼈다. 일 년쯤 전, 그녀도 따로 검사를 받았고 ADHD 진단을

받았다.

    C는 유치원에 다니기 시작할 때부터 엄마를 힘들게 했다. 엄마랑 떨어

지는 것을 견디지 못했고 유치원에 적응할 때까지 꽤 시간이 걸렸다. 아이

를 두고 돌아서는 Q씨 역시 마음이 무거웠고 걱정이 많았다. 하지만 교사

들은 엄마가 떠나고 나면 아이는 잘 지낸다고 했다. 유치원 시절은 큰 어려

움없이 지나갔으나, 초등학교에 가면서 엄마는 다시 딸을 교실에 두고 오는

게 걱정이 되기 시작했다.

    Q씨는 학교에 정기적으로 연락을 취했지만, 항상 안심하라는 답변을

들었다. 아이는 아주 잘 지내고 있고, 다친 일도 없었고, 교사나 친구들에게

도 인정받는 학생이었다. 자기가 초보 엄마라서 걱정이 과한 것이라고 생각

했다. "다른 여덟 살자리 또래들과 똑같다"라는 담임교사 이야기에 만족하지 않는 엄마 때문에 교사들이 짜증을 낼까봐 걱정했다.

Q씨는 자신의 학창시절을 바로 엊그제처럼 기억한다. 과제를 어떻게 끝내야 할지 몰랐고, 빈둥거리다 보면 시간이 휙 지나 있었고, 수업 중에 창밖을 내다보는 자신을 보면 놀라기도 했다. 게임 규칙을 잘못 이해했거나 엉뚱한 말을 해서 친구들이 낄낄거릴때 느꼈던 수치심도 기억난다. 부모님이 당황해 한 것도 기억난다. 수영복 입는 것을 까먹고 수영장 안으로 곧장 걸어 들어갔을 때는 난리가 났었다. 그때는 어디 물어볼 곳도 없었고 위로해 주는 이도 없었다. 어린 시절 내내 그리고 성인기의 절반을 남들과 다르다고 느끼며 살았다. 하지만 남들과 다르다는 그녀의 느낌에 붙일 적당한 명칭이 없었기에, 그저 자기한테 결함이 있다고 결론 내렸었다.

이제 예쁜 딸의 엄마인 Q씨는 어린 C가 학교에서 자기와 같은 경험을 하고 있을지 모른다는 걱정을 떨쳐버릴 수 없었다. C는 종종 복통이나 두통을 호소했고, 학교에 가지 않고 집에 있고 싶어했으며, 집에 친구를 데려오는 일도 거의 없었다. Q씨가 딸의 ADHD 문제를 검사하겠다고 제안했을 때 학교에서는 어리둥절해했다. 아이가 일탈행동을 하거나 문제를 일으킨 적이 없고, 다른 아이들하고 다를 게 없다고 느꼈기 때문이다.

Q씨는 자신이 아이를 힘들게 하는 부모라는 인상을 주지 않으려고 노력했다. 하지만 상황은 더 나빠졌다. 학교에서는 Q씨를 없는 문제를 만들어내고 교사들의 역량에 의문을 제기하는 학부형으로 간주했다. Q씨에게 이는 악몽 같은 상황이었고, 학교측과의 갈등이 고조되면서 딸에게 어떤 영향을 미치지 않을까 겁이 났다. 학교 측은 C가 등교를 꺼리는 것이 엄마의 과잉보호와 통제 탓이라고 했다.

C가 중학교에 진학하고 상황에 반전이 생겼다. 담임교사는 ADHD나 자

페스펙트럼장애 같은 신경발달장애에 대해 깊은 관심이 있었고, 그 방면으로 교육을 받은 분이었다. 이때부터 Q씨는 아이를 자기 손아귀에서 풀어 주었고, 아이는 자신의 고유한 강점과 약점을 찾아내고 자신만의 길을 걷게 되었다.

"비록 제 딸이 저의 작은 복제품처럼 느껴진다고 해도, 제가 경험한 것이 아이의 진실이고 미래가 될 수는 없습니다. 하지만 여러분이 자녀를 걱정하고 자신의 실패만 되새긴다면, 최악의 결과만을 생각하게 되기 쉽습니다. 제가 딸 나이였을 때는 지금부터 30여년 전이지요. ADHD가 있는 여자아이들에 대한 지식은 놀랄만큼 증가했습니다. 교사와 학교 관계자들의 지식도 많이 늘었습니다. 그래서 우리 애는 제가 겪었던 길을 똑같이 걷지 않을 거라는 게 정말 감사합니다."

짝이 맞지 않는 인생 퍼즐

인생 퍼즐이란 용어는 각자에게 의미하는 바가 다를 수 있다. 이 말은 어른들, 특히 부모들이 직장과 가정 생활의 균형을 감당할 수 없을 것 같을 때 겪는 스트레스를 묘사할 때 자주 사용된다. 하지만 누구나 열심히 살다 보면 공부, 직장, 가족, 자녀 또는 노부모와 함께 살기 같은 퍼즐 조각이 잘 맞춰질거라는 의미로 이 용어를 사용하는 것은 문제가 될 수 있다. 경험상 ADHD를 앓고 있는 여성들의 경우는 일반인들의 인생 퍼즐과 거리가 멀기 때문이다. 인생 퍼즐이라는 용어가 그저 사람들 마음 편하라고 만든 단어이기는 하지만, 개인의 독특한 상황을 감안하지 않고 남과 비교하는 것은 실패와 절망감을 악화시킬 수 있다.

ADHD 자녀가 있는 가정은 부모 자녀 사이뿐 아니라, 부부 간에도 갈등이 심하다. 이 아이들은 종종 매우 좋지 않은 식습관을 가지고 있고, 운동을 싫어하고, 스크린 앞을 떠나지 않는다. 익숙하지 않나요? 하지만 이 외에도 사람들이 이집 식구들한테 손가락질하면서 던지는 말들을 감당해야 한다. "아이들은 거칠고 제멋대로인게 이상할 게 없잖아요, 부모가 맨날 정크 푸드[2]나 먹이고 유튜브나 보게 내 버려두니까 그렇지."

세계적으로 저명한 ADHD 연구자인 러셀 바클리는 자녀들의 ADHD를 어릴 때 정확하게 진단하고 치료하기 시작하면, 부모의 행복은 물론, 가족 내 관계와 기능도 향상된다는 것을 보여주었다. 따라서 아이가 제대로 치료받을 수 있게 해 주는 것은 더 좋은 부모가 되는 길이다. 이러한 결과는 여러 연구에서 재확인되었다. 몇몇 다른 과학자 집단은 아이에게 ADHD가 있을 때 가족들이 경험하는 스트레스가 매우 심각하다는 것을 증명하였다. 이렇게 중요한 결과들이지만 아직 널리 알려지지 않았고, 아이들의 ADHD 증상이 잘못된 양육 때문이라는 케케묵은 오해는 여전하다.

결론적으로 ADHD를 일으키는 것이 부모로서의 자질 부족, 사탕 입에 달고 살기, 폭력물 비디오, 휴대폰, 컴퓨터 스크린 또는 정크 푸드 때문이 아니다. ADHD 자녀가 있는 가족은 다른 가족들과 전혀 다른 인생 퍼즐을 맞춰야 하는데, 그 이유는 바로 문제의 뿌리가

---

2) junk food, 열량이 높고 영양가는 많이 떨어지는 인스턴트 음식이나 패스트 푸드를 총칭

생물학적 소인이기 때문이다.

애정, ADHD가 있는 누군가를 사랑하기

ADHD가 있는 사람들은 종종 주변에서 자기를 오해하고 있거나 부적절한 충고를 해주거나 불가능한 요구를 한다고 느낀다. 그 모든 게 사실일 수 있다. 하지만 금세 불꽃이 튀면서 타오르고 다음 순간 곧바로 재가 되버리는 누군가를 사랑하고 함께 사는 것이 간단한 일은 아니다.

ADHD가 있는 누군가의 자녀, 부모 또는 배우자 입장에서 볼 때, 그들이 무엇을 힘들어하고 무엇을 반대하는 것인지 이해할 수 있다면 함께 하는 것이 수월해 질 수 있다. 사랑하는 사람의 변동폭이 큰 감정 상태나 변덕스러운 에너지 수준에 의해 떠밀려다니거나, 압박을 받거나, 납짝 엎드려 살아야 한다는 의미는 아니다. 장애 때문에 끌려다니는 것을 피하기 위해서는 ADHD가 과잉 행동, 충동성 또는 산만함 외에도 어떻게 나타날 수 있는지에 대한 기초지식을 다져야 한다.

누군가 ADHD 진단을 받으면 이러한 기본 지식과 이해를 쌓는 데 필요한 개입 방법이 제공된다. ADHD 성인을 위한 단체에서는 이러한 도움을 원하는 사람들에게 문을 활짝 열고 있다.

평생 계속될 수도 있는 정신장애 진단을 받은 환자의 가족이나 친지들이 받는 스트레스는 대단하다. 환자를 돕기 위해 거의 전일제 직장 근무하는 것처럼 시간을 할애해야 하기 때문이다. 많은 가족들이 ADHD를 앓고 있는 누군가와 함께 사는 것에 대한 스트레스와 좌절감을 토로한다.

ADHD가 있는 자녀나 동반자의 일상을 개선하기 위해 지속 가능한 전략을 찾아 내는 일은 매우 중요하다. 이 주제를 다룬 연구나 보고서에 따르면 가까운 친인척의 스트레스 수준과 우려가 삶의 질을 낮추고 불안이나 우울증과 같은 문제를 촉발하는 위험요소가 된다고 강조한다. ADHD가 있는 소녀나 여성의 부모 혹은 가까운 친척들은 환자가 처한 상황에 대해 수치심과 죄책감도 느낄 수 있다.

부모들의 삶은 자녀의 바람직하지 못한 행동과 선택은 물론, 건강에 대한 불안과 걱정으로 점철된다. 배우자 입장에서는 ADHD가 있는 동반자가 보이는 변덕, 요동치는 에너지, 감정 기복을 이해하고 따르다 보면 탈진된다. 어젯 밤 파티에서 터뜨린 색종이 조각들이나 빈 맥주 깡통을 치우는 일은 대개 주변 인물들의 몫이다. 하지만 이런 일이 반복되면 주변 사람들에게는 짜증과 절망감이 쌓인다. 언제 탈선할 지 모르고, 모퉁이를 돌 때마다 언제 산에 부딪힐지 모르면서 열차 꽁무니에 매달려 달리는 스트레스가 얼마나 될지 상상만 해도 끔찍하다.

그런 점에서 우리가 사랑하는 사람에 대한 지원뿐만 아니라, 주변인 자신들도 휴식 시간을 가지며 스스로를 돌봐야 한다. 한 발짝 떨어져서 상황을 검토하고, 다른 이들과 이야기를 나누면서 자신의 역할에 대해 생각하는 시간을 갖는 것이 도움이 된다. 그렇지 않으면 그저 일 터지면 뒷막음하는 것 밖에 없는 것처럼 느낄 수도 있기 때문이다. 비슷한 상황에 처한 사람들과 경험과 감정을 공유하는 것만으로도 큰 위안이 된다.

그렇다면 ADHD를 앓고 있는 동반자, 연인, 친구, 자녀를 돕고 자신을 돕고 대인 관계를 유지해 나가기 위해 알아야 하는 것은 무엇인가? 우선, ADHD에 대한 확실한 사실을 기억해야 한다.

- ADHD는 유전성 높은 진단 중 하나이므로 날 때부터 또는 어릴 때 시작됨. 따라서 선택이 아닌 생물학적 장애
- 초능력이나 축복이 아님. 오히려 ADHD가 있는 사람의 부모, 자녀, 배우자야말로 진짜 영웅
- ADHD의 뇌 구조와 기능 일부는 일반인과 다름
- ADHD가 있는 많은 사람들이 ADHD가 득이 되는게 아닌데도 불구하고 엄청난 성공을 거둠(장애가 없었으면 얼마나 더 많은 일을 해 낼 수 있었을지는 상상에 맡김)
- ADHD는 단순히 집중력 저하, 과잉행동, 충동성 문제만이 아님. 사는 동안 내내 역풍에 시달리느라 다르게 사는 법을 선택할 여지가 없음
- ADHD는 심각한 병이지만 제때 진단받고 적절한 치료가 이뤄진다면 예후가 좋은 편임. 단, 적절한 지원이나 치료가 없다면 신체 질환, 정신장애, 알코올이나 마약 남용 위험은 물론, 범죄 연루, 외로움, 고독, 실업, 이혼, 교통사고, 요절 등 심각한 위험에 노출됨. 결과적으로 ADHD가 없는 사람보다 기대수명이 약 10년 단축됨

이러한 기본 지식을 기억하고 있으면 종종 자신의 행복과 삶의 목표에 관한 결정을 내리는 것이 더 쉬워진다. 자기가 바꿀 수 있는 것과 바꿀 수 없는 것을 판단하는데도 도움이 된다.

자신을 돌보고, 자기의 관심사를 챙기고, 자신의 가치와 의견을 꾸준히 지키는 것이 결국 ADHD가 있는 자녀나 동반자를 가장 잘 도와주는 길이다. 동반자라면 삶에서 부모 노릇을 하고 지원자가 되기 위해 힘을 길러야 한다. ADHD를 앓고 있는 사람을 도와주면서 가장 중요한 일은 그들이 자기 문제 때문에 다른 사람에게 짐이 된다는 죄책감을 느끼지 않도록 해 주는 것이다.

B씨와 균형 잡힌 행동

B씨와 E씨는 대학 신입생 때 처음 만났다. B씨는 그가 어떻게 E씨의 매력과 강렬함에 완전히 빠져들었는지 아직도 기억한다.

"그녀가 보여주는 모든게 제게는 매우 생소했답니다. 너무 즉흥적이었고 관습에 구애받지 않았어요. 생동감, 열정, 감정으로 가득 차 있었어요. 용감하면서도 연약해 보였어요."

그는 E씨의 가장 큰 숭배자이자 보호자 역할을 맡았다. 그녀가 예측불허인 것을 좋아했지만, 동시에 그녀의 삶에서 자기 자리가 없어질까봐 두려워하기도 했다.

"그녀와 지내는 동안 잠시도 지루할 틈이 없었어요. 처음에 저는 제가 왜 소외되었는지 생각할 틈도 없었어요. 저는 기어를 바꾸느라 바빴고, 속도를 맞추느라 바빴고, 그녀가 곤경에 처했을 때, 누군가를 내칠 때, 발을 헛딛거나 자존심이나 방향을 잃었을 때, 그녀의 파편들을 수습하느라 정신이 없었어요."

최근 몇 년 동안 그녀의 이러한 감정 롤러코스터가 그녀에게보다 자기에게 더 영향을 미쳤다는 것을 깨달았다.

"그녀한테는 이런 정신상태가 자연스러워요. 한순간 격하게 타오르고 다음 순간 완전 절망상태가 돼요. 처음에는 제가 이해하려고 노력했고, 함께 해결해보려고도 했고, 해결책이나 원만한 합의를 위해 제안을 하기도 했습니다. 그럴수록 저는 조금씩 무뎌졌고, 이는 결코 좋은 것은 아니었어요. 그녀로 인해서 급박하게 돌아가는 상황이나 충동을 겪으면서 저는 너덜너덜해졌어요. 솔직히 그녀가 우울해 하고 조용해지면 저는 다행이라고 생각했지요. 사실 그래야 제가 좀 쉬고 회복할 수 있는 시간이 생기거든요. 그럴 때는 그녀가 새로운 모험을 떠나거나 저를 떠날 것을 두려워할 필요가 없었으니까요. 저는 우리 사이에 그런 역동성이 정말 싫었어요. 저는 점점 더 그녀의 앞길을 가로막는 몹쓸 장벽처럼 되어갔고, 더 이상 그녀에게 아무 것도 느끼지 못하게 되었어요. 계속해서 원칙론자 역할에 빠져들었다는 것을 깨달았습니다. 저는 점점 지쳐갔고, 그녀는 그녀의 실수로부터 배우는게 없었어요. 곧 저는 더 이상 제 목소리를 들을 인내심이 없어졌습니다. 제 잔소리는 그저 깨진 레코드처럼 겉돌기만 하는 거 같았습니다." "내가 말하지 않았었나? 일 나가기 전에 부엌을 치운다고 했잖아, 내가 뭘 기대한거지? 기대한 내가 잘못이지, 이렇게 하고 가면 내가 어떻게 느낄지 생각은 해 본거야?"

"그녀가 진단을 받고 나서 참여했던 집단치료가 우리에게는 정말 도움이 많이 되었습니다. 여덟 쌍이 참여했는데, 커플 중 한 명은 ADHD 진단을 받은 사람이고, 다른 한 명은 저처럼 배우자의 ADHD를 이해하지 못하고 살았던 분들이더군요. 겉으로 보기에는 집단에서 서로 다른 것 같았지만, 많은 경험과 감정을 공유할 수 있었습니다. 때로는 말도 안 될 정도로 닮았다는 것을 깨달았지요. 모임을 하면서 제 생각과 감정을 다른 배우자들과 공유할 기회가 있었고, 그녀에게 다른 선택이 없었다는 사실을 더 잘 이해하게 되었습니다. 그녀는 자신의 상황에 대한 통찰력을 얻었고, 저도 약간의 구원을 받았습니다. 더 이상 그녀 장단에 박자를 맞추지 않을거라는 것이 확실해졌습니다."

"저는 제 자신을 더 잘 돌보고 제 자신의 관심사를 더 잘 키워나가야 했고, 제가 더 이상 수리공, 기획자, 청소부 역할에서 해방될 수 있도록 E는 자신의 삶을 더 체계적으로 바꿔나갔습니다. 이상하게 들릴 수도 있겠지만, 그녀가 ADHD로 진단받은 일이 우리에게 일어난 가장 좋은 일입니다. 가족 중누군가 병원에서 평생 장애로 남을 수 있는 진단을 받았는데 처음부터 그렇게 생각하는건 상식적으로도 맞지 않겠지요? 하지만 저희는 그랬습니다."

ADHD 부모의 자식으로 살기

인간은 완전히 미성숙 상태로 세상에 태어나는 특이한 포유류이다. 인간의 아이와 다른 포유류를 비교해보면, 성장 과정이 다른 종에 비해 훨씬 더 오래 걸린다는 것을 알 수 있다.

이에 대한 한 가지 가설은 호모 사피엔스의 발달 과정에서 복잡한 고급 뇌를 갖게 되었다는 것이다. 태아가 산모의 좁은 골반을 통과해야 하기 때문에, 아기의 작은 두개골 안은 고급 기능을 하는 뇌가 있기에는 너무 좁다. 그래서 자연은 방법을 찾아내야 했다. 즉, 포식자나 적으로부터 도망치는데 도움이 되지 않지만 여성의 골반을 크게 만드는 방법 또는 태어난 뒤 두개골이 자라면서 뇌신경도 발달하도록 할지 선택해야 했다.

자연의 선택은 후자였고, 그 선택은 상당한 시간과 위험을 감수
해야 하는 것이었다. 미숙한 아기 뇌가 잠재력을 최대로 발휘할 수
있는 상태까지 발달하는데 오랜 기간이 필요하기 때문에, 그 과정 동
안 보호해주고 옳고 그름을 알려주며 훈련을 담당할 주변 어른들에
게 의존할 수 밖에 없다. 아이들은 생존 전략으로 부모나 어른들의
주의를 끌고 보호받기 위해 할 수 있는 일을 한다. 대개 이 과정은 완
벽하게 작동한다. 일부 예외가 있기는 하겠지만 부모들은 대부분 자
녀에게 최상의 성숙한 자아상을 물려 주기 위해 최선을 다한다. 하지
만 의지와 열정은 있지만 아이에게 정작 필수적인 것을 충분히 제공
해 줄 능력이 부족한 부모에게서 태어난 아이는 어떻게 될까?

ADHD 환자로 사는 것은 어떤지 또는 ADHD를 가진 배우자와
사는 것은 어떤지 이해하는 것도 중요하지만, 아이 입장에서 ADHD
를 가진 부모의 자녀로 살아가는 것은 어떨지 이해할 수 있을까? 아
래 A-M씨의 이야기는 ADHD를 가진 어른이 부족함이 많기는 하지
만 어떻게 하면 완벽하고 훌륭한 부모가 될 수 있을지 시사하는 바가
크다. 행복한 어린 시절을 보내는 것은 언제라도 결코 늦지 않다는
것을 보여주는 감동적인 사례이다.

A-M씨와 ADHD 엄마

A-M씨는 엄마를 전혀 닮지 않았다. 아버지를 훨씬 더 쏙 빼 닮았다. 아
버지는 늘 그녀에게 안정성을 제공하였다. A-M씨는 항상 어머니를 사랑했
고, 어른이 된 뒤에도 그들은 서로 존중하는 사이였다. 하지만 항상 그랬던

것은 아니다. 어렸을 때는 상황이 더 복잡했다.

A-M씨는 자신을 불안한 아이로 기억한다. 끊임없이 부모님의 관심과 확인을 구했다. 특히 엄마한테 신경이 쓰였다. 엄마가 퇴근해서 올 때쯤이면 정확하지 않지만 두려움에 가까운 기분이 들었던 것을 또렷하게 기억하고 있다. "오늘 일은 어땠어? 엄마한테 못되게 굴었던 사람 있어?" 엄마를 슬프게 하거나 피곤하게 만든 사람이 있었을까? 힘든 하루였을까? 집에 올 때 기운을 차리고 올까? 엄마 기분 좀 풀어지게 자전거 타고 가서 아이스크림 사올까? A-M씨를 힘들게 한 건 엄마 주변이 항상 어수선하고 지저분한 것만이 아니었다. 어머니는 자주 열쇠, 안경, 지갑이나 손가방을 잃어버렸다. 어머니는 별로 신경쓰지 않았다. 친구들 집이랑 비교하면 집이 항상 지저분했지만 어머니는 이것도 신경쓰지 않았다. 엄마는 A-M씨의 현장 학습 일정을 까먹고, 학부모 모임을 가끔 빠지고, 냉장고에 아이가 먹고 싶어하는 간식을 채워 두는 것도 기억하지 못했다.

A-M씨가 커가면서 어머니에 대한 진짜 불안은 어머니가 어떤 기분 상태인지 모르는 것과 기분이 매우 빠르게 변한다는 것이었다. 열두 살짜리가 엄마보다 더 성숙하고 안정적이라고 느끼는 경험 자체가 힘들었다. 어머니의 자존감이 떨어졌을 때 또는 실패하고 나서 자신이나 다른 사람을 비난할 때 A-M은 겁이 났다. 기분이 정말 좋을 때는 더 두려웠다. 모든 것이 너무 빠르게, 즐겁게 보였다. 하지만 빠르게 나타난 것만큼 빠르게 변하고 사라질 수 있다는 걱정이 A-M씨의 마음 속에서 떠나지 않았다.

어른이 되고 나서 A-M씨와 어머니는 이 모든 것들에 대해 이야기를 나누었다. 심각한 우울증과 탈진 상태를 겪고 난 어머니를 설득해서 정신건강의학과 진료를 받기로 했다. A-M씨도 진료에 참여했고, 어머니에 대한 중요한 정보를 제공했다. 이후 A-M씨와 부모님 모두 ADHD에 관한 집단치료 프로그램에 참여했다. 이 집단 프로그램에서 그들은 최근 ADHD 진단을 받은 환자들과 어른이 된 환자의 자녀들을 만났다. 이런 모임과 대화는 A-M씨와 부모 모두에게 매우 가치 있는 일이었다.

A-M씨는 어머니가 더 일찍 이러한 도움과 지원을 받았더라면 좋았을 거라고 생각한다. 그랬다면 자신의 어린 시절에 어머니를 더 잘 이해할 수 있었을 것이고, 자기도 어린 아이답게 즐겁게 지냈을 거라고 생각했다. 동시에 어릴 때 어머니가 자기한테 제대로 해주지 못한 것들을 이해하고 용서할 수 있게 된 것이 기뻤다. 어머니가 자기를 사랑한다는 것을 알고 있었다. 어머니가 고군분투했던 상황을 감안하면 최선을 다하셨다는 것도 알게 되었다.

오늘날 어머니가 당신 문제를 통찰하고, 오랜 세월 공유했던 모녀의 인생에서 어머니로서의 역할에 대한 책임감을 느끼게 된 것도 A-M씨에게는 큰 의미가 있다. 자기를 쏙 빼닮은 외손녀에게 외할머니 역할을 톡톡히 하시는 것도 A-M씨의 치유에 도움이 된다.

제 9 장

직장생활

많은 사람들에게 ADHD란 일상 활동의 기틀을 잡고 체계를 만들고 우선순위를 정하는 능력이 별로인 사람을 의미한다. ADHD가 있는 여성은 종종 삶의 소소한 부분들을 제대로 꾸려가기 위해서 엄청난 노력이 필요하다. ADHD가 아닌 사람이 손쉽게 처리할 수 있는 업무를 ADHD가 있는 사람이 처리하기 위해서 얼마나 많은 에너지와 시간이 필요한지 다른 사람들은 깨닫지 못하는 경우가 많다.

이런 어려움을 숨기기 위해 ADHD 여성은 일감을 집으로 가져가거나, 다른 이들이 여가를 즐기는 동안에도 업무나 마감을 맞추려고 추가로 일을 하게 되면서 쉴 시간이 모자란다. 이런 악순환이 계속되면 완전히 탈진 상태가 될 수도 있는데, 주변 사람들은 도대체 이 사태를 이해할 수가 없다. "그이는 다른 사람들과 똑같은 일을 해요. 다른 사람보다 더 많이 하라고 요구한 적이 없어요. 근데 더 오래 해요."

ADHD가 직장 생활에 미치는 영향에 대한 대규모 연구가 10개국에서 수행되었다. 그 결과, 직장인의 3% 이상이 ADHD로 진단되었고, 상당수는 이전에 진단받은 적이 없었다. ADHD가 있는 직원들은 다른 직원들에 비해 결근이 더 잦고, 병가도 더 많이 사용했다. 정신장애나 약물 남용에 대한 치료를 받는 비율도 더 높았다.

최근 연구 보고서에 따르면 ADHD 성인들이 정확한 진단과 치료를 받을 수 있도록 보장함으로써, 개인의 삶은 물론 직장 환경에서 많은 것을 이루어낼 수 있었다. 이는 동료들과 고용주, 모두에게 이익이다. 안타까운 일은 이러한 직장인들의 문제에 관심을 기울이는 고용주가 극소수라는 점이다. 작은 관심과 도움으로 그들은 훨씬 더 효율적으로 능력을 발휘할 것이고, 제대로 된 환경하에서는 믿을 수 없을 정도로 귀중한 자원이 될 것이다.

F씨의 머릿속 공항

ADHD가 어떻게 일상을 경험하는지 젊은 여성 F씨를 통해 알아본다. 그녀는 자신의 뇌를 웅장한 국제공항에 비유한다. 비행기가 들고 난다. 대형 짐차들이 출발선과 착륙선을 넘나들면서 행선지가 잘못 되지 않게 제대로 된 비행기에 짐을 싣고 내린다. 도착 지연, 결항, 날개에 붙어 있는 얼음덩이 등, 여러 가지 이유로 일정은 계속 달라진다. 문제는 F씨의 공항 관제탑에 직원이 한 명도 없다는 것이다. 극도로 복잡한 상황을 조율해서 재난을 예방해주는 코디네이터가 부족하고, 공항의 필수 기능 업무를 담당할 인력도 부족하다.

이 공항 관제탑처럼 F씨는 수행기능이 엉망인 채로 살고 있다. 공항 관제탑이 제대로 돌아가려면 지속적으로 에너지를 투입해야 한다. 엄청난 에너지를 소비하고, 또한 고갈되지 않도록 하기 위해 얼마나 많은 에너지가 필요할 지 상상하는게 그리 어렵지 않다.

비행기가 2분 지연되면 그 날 모든 일정에 영향을 준다. 모든 게 바뀌면서 뒤죽박죽 되는 엄청난 사태를 막기 위해 모든 계획을 다시 세워야 한다. 비행기 출발이 지연되면, ADHD가 없는 다른 승객들은 게이트의 편안한 좌석에 앉아 모니터 스크린에 새로운 출발 시간이 나올 때까지 기다린다. 하지만 공항 관제탑의 F씨는 하던 일을 멈추고 모든 것을 제자리로 돌려 놓기 위해 이리 저리 뛰어다닌다. "공항 상태가 돼요. 그 과정 내내 당황스럽고 두려워요.", "하던 일을 다 제끼고 활주로로 달려나가서 비행기들을 멈추고 모든 일정을 정리합니다. 공황 상태가 고조되는 것을 느끼고 항상 너무 피곤합니다."

제대로 작동되는 수행기능을 갖춘 'ADHD없는 공항'에서는 관제탑 직원들이 만일의 사태에 대처할 능력이 있고, 유사 시 자동 운항 장치를 작동시킨다. 하지만 F씨의 'ADHD 공항 관제탑'은 해도 해도 공항 운영이 제자리를 잡지 못한다. 게다가 자동항법장치가 없으니 매일매일 수동으로 통제해야 한다. 점심 시간도 되기 전에 녹초가 되는 게 당연하다. 일을 마치고 집에 돌아왔을 때나, 아침에 출근해서 오후로 미뤄진 일들을 준비할 때나 "멘붕" 상태라는게 이해가 된다.

친구를 만나러 나가거나 여가생활을 즐긴다거나 또는 다른 어떤 활동을 하는 것은 상상할 수 없는 일이다. 그저 텅 빈 조용한 방에 누워 넷플릭스 드라마를 보면서 다음날 일과가 시작되기 전에 지친 뇌를 회복할 시간이 필요할 뿐이다.

ADHD 진단과 이어진 치료프로그램들이 큰 도움이 되었고 마음의 안정을 찾게 해 주었다. 자신에게 ADHD 특성 상 충분한 휴식과 회복이 필요함을 이해하게 되었고, ADHD가 없는 사람들에게 자신을 이해시킬 요령도 배울 수 있었다. 자신이 생각했던 것처럼 자기가 사교 모임을 싫어하고 피해야 하는 사람이 아니라는 것도 알게 되었다. 한때 더 적극적으로 모임에 참석하지 않으려고 한 적도 있었지만, 오히려 더 상황이 나빠졌고 더 비참한 느낌이 들었고 외로웠다.

자기의 뇌와 다르게 작동하는 다른 이들과 자신을 비교할 필요가 없다는 것도 배웠다. 그녀의 뇌는 여러 가지 감각자극에 노출되기 전과 후에 휴식이 필요하다. 다시 강조하지만, 사람들은 대부분 초복잡 계산과 대체 행동 계획을 자동적으로, 그리고 훨씬 더 적은 노력으로 수행할 수 있다. 하지만 그런 사람들은 이런 자동 운항 능력을 가지고 태어나지 않은 사람이 어떻게 삶을 경험하고 하루를 헤쳐나가기 위해 노력하는지 이해하기 어렵다. F씨의 머릿속 공항 비유는 그녀가 매일 겪는 시행착오를 이해하는데 크게 도움이 된다.

엉뚱한 시간에 백일몽

ADHD 환자들이 흔히 필요한 상황에서 집중력과 주의력을 유지하기 어렵다는 사실은 잘 알려져 있다. 작업이 단조롭거나 자극이 충분하지 못하면 ADHD가 있는 사람의 뇌는 깨어있기 위해 흥미로운 대상을 찾기 시작한다. 이 이론은 ADHD 뇌가 과제 수행에 관여하는 뇌의 병렬 기능 네트워크 사이에서 상태 전환이 어렵다는 내용이다.

두 개의 네트워크가 관여한다. 먼저 디폴트 모드 네트워크[1]는 휴식을 취할 때 작동하는 뇌, 또는 몽상가의 뇌라고 부른다. 태스크 포지티브 네트워크[2]는 일할 때 작동하는 뇌이며, 이는 중앙의 작업 수행 연결망 또는 문제해결사의 뇌이다.

몽상가의 뇌는 어떤 일에 집중하지 않을 때 작동하는 것을 말한다. 마치 작업을 하지 않을 때 컴퓨터 모니터에 '화면 보호 프로그램[3]'이 둥둥 떠다니는 것과 같다. 그 상태에서 뇌는 작업을 멈추고 이리저리 자유롭게 거니는 한가한 모습이다. 그것은 우리가 잠들 때 일어날 수도 있고, 천천히 걸으며 생각을 놓을 때 일어날 수도 있다. 반면, 과제를 해결하거나 힘든 일을 처리하는 상황에서 뇌는 활성화된다. 이전의 경험이나 비슷한 상황 기록에 접속하거나 논리적 사고 능력이나 작업 기억을 작동시킨다.

사람들은 대부분 필요할 때 스스로 느끼지 못할 정도로 자연스럽게 자동으로 이러한 네트워크 사이를 넘나들며 지낸다. 복잡한 일이 닥치면 고도의 정신 기능을 요구하는 특정 부분과 네트워크를 작동시킨다. 일상으로 돌아가거나 긴장을 풀어도 될 때가 되면 몽상가 뇌로 전환한다.

그러나 ADHD가 있다면 두 네트워크 사이를 이동하는 데 어려움이 있다. 예를 들어, 산업용 기계를 다루는 중요한 순간에 몽상가 뇌가 켜지면 손가락을 다치거나 더 큰 부상을 당할 수 있다. 학교에

---

1) default mode network
2) task positive network
3) screen saver

서 복잡한 수학 문제를 풀거나 시험칠 때 몽상가 뇌가 작동해도 곤란하다.

많은 ADHD 소녀들과 여성들은 정말로 집중하고 머리를 써야하는 상황에서 제대로 해내지 못하면 좌절감을 느낀다고 호소한다. 과제를 해야 한다는 것을 인식하고 있으며, 해낼 수 있다는 것도 알지만 막상 뇌가 작동하지 않아서 실패할 때 심정을 아는가? "정신 차려라"는 말을 여러 사람한테 계속 듣다보면 자신만만하고 열정적인 사람조차도 무너질 수 밖에 없다.

K씨와 직장 경력

K씨는 둘째 아이 출산 후 육아휴직을 마치고 복직했다. 그녀는 첫 아이인 딸이 돌도 되기 전에 남편과 헤어졌다. 전남편은 새로운 가족과 함께 다른 도시에 살고 있으며, 두 사람은 여전히 친하게 지낸다. 새로 태어난 둘째의 등하교, 교육문제, 직장에서 새로운 업무에 대한 책임, 그리고 이미 마쳤어야 하는 아파트 수리 등 감당해야 할 일들이 만만치 않다.

K씨는 첫 임신 무렵 ADHD 진단을 받았고, 그 전에 자신이 겪었던 어려움에 대해 많이 이해하게 되었다.

"진단 받고부터 곧바로 미래에 대한 믿음과 안도감을 느꼈어요. 처음으로 누군가가 나를 이해해 주고 내가 힘들었던 것을 알아 주는 것처럼 느껴졌어요. 진단 후 저 자신에 대해 알게 되면서 덕분에 산이라도 옮길 수 있을 것 같았답니다. 더 이상 외롭지도 않았구요. 마치 제 동족을 찾은 거 같았지요. 저랑 같은 사람들을 만나다니, 정말 강렬한 경험이었고, 사람들은 제가 말하려는 걸 입 밖에 내지도 않았는데 뭘 말하려고 하는지 이미 알더라구요. 정말 대단한 경험이었어요! 약도 아주 많이 도움이 되었답니다. ADHD 치료센터 모임을 끝내고 나오면서 뭔가 새로운 세계로 들어서는 느낌이었어요."

하지만 여전히 자기 문제를 통제하고 ADHD 관련해서 알게 된 새로운 전략을 신뢰하기까지는 갈 길이 멀다고 느꼈고, 다른 사람들이 그녀의 ADHD 진단에 어떻게 반응했는지에 대한 그녀의 경험도 그다지 고무적이지 않았다.

그런데 곧 편견과 무지의 벽에 부딪혔어요. 사람들은 제게 당뇨나 고혈압이 있는 사람 대하듯이 제 진단과 약에 대해 설명을 강요했답니다. 정말 상상하기도 힘든 경험이었어요. 그런 병이 겉으로 드러나는게 아니잖아요. 어떻게 ADHD를 약 말고 정신력으로 이겨내라고 할 수가 있어요? 뭐 당뇨 환자한테 '저절로' 생긴 병이니까 정신력으로 혈당을 조절하라는게 말이나 되나요?"

상사와 동료들에게 자신의 진단에 대해 말해야 할지 말아야 할지도 결정을 내려야 했다. 어떤 선택이 K씨에게 최선인지 알 수 없다. 직장 사람들에게 진단받은 것을 알려서 그녀의 상사와 동료들이 그녀의 상황을 더 잘 이해하게 될 수도 있다. 그래서 그녀가 업무 효율성을 높이고 탈진될 위험을 줄일 수 있는 타협점을 찾아내도록 도움을 받을 수 있다. 하지만 반대로 진단을 받은 사람이라서 직장에서 그녀를 신뢰할 수 없고 능력이 떨어지는 사람으로 볼 수도 있다. 여전히 정신장애 진단은 낙인 효과가 있기 때문에 잘못하면 K씨가 이 부서의 주홍글씨 인물이 되는 부작용이 생길 수 있다.

그럼에도 불구하고 많은 임상가들이나 연구자들에 따르면 K씨가 직장에서 진단을 공개함으로써 얻는 것이 더 많을 것이라고 조언한다. ADHD가 있는 아이나 어른이 차별을 받는 것이 진단 그 자체 영향도 있지만, 환자의 작업능력이나 행동문제로 인해 생기는 영향도 크기 때문이다. 이처럼 득실을 따져 볼 때 진단으로 인해 낙인 찍힐 걱정을 하기보다는, 정확한 진단과 치료를 받고 적절한 환경 조성을 통해 직장에서 일을 잘 하게 된다면 직장은 물론 가정 생활에서도 긍정 효과를 기대할 수 있다.

꧁

제 10 장

수행능력 대 기능

기능과 수행력의 차이

ADHD 있는 사람들이 환상적으로 과제를 수행할 때도 있지만, 여전히 기능이 신통치 못한 경우가 많다. ADHD 검사에는 일상 기능 장애 정도 평가가 항상 포함된다. 진단 평가 의료진에는 임상심리사와 정신건강의학과 전문의가 포함되고, 업무 기능 평가를 위해 필요시 해당 영역 전문가의 도움을 받기도 한다. 증상 때문에 일상 생활에서 어떻게 일을 해내고 있는지, 어떤 결과가 나타나는지 평가해서 개인 맞춤형 개입 방법을 찾아낸다.

우리는 종종 어떤 사람이 특정 분야에서 뛰어난 능력을 발휘하면 성공해서 행복하고 기능성이 좋은 사람이라고 생각한다. 즉, 수행능력과 기능을 동격으로 받아들인다. 하지만 이는 그 사람이 느끼는 실제와는 동떨어져 있을 수 있다. 그 사람의 성공적 일처리나 근면함 같은 표면에만 초점을 맞추고 박수를 보낸다면, 실제 삶이 어떻게 돌아가는지 더 깊이 탐색할 기회를 놓칠 수 있다. 결과적으로 전체 그림을 보는데 실패할 수 있다.

성공한 기업 대표, 뛰어난 예술가, 훌륭한 언론인 중에 ADHD가 있는 사람들이 있지만, 자신의 건강이나 가정과 가족을 돌보는 일은 제대로 해내지 못하는 경우가 많다. 즉, 주변에서 그들의 수행능력에 환호하고 격려할 때 삶의 다른 부분, 어쩌면 더 중요한 부분에 위기가 닥치고 고통받을 수 있다. 이런 일은 ADHD가 있는 여성들에게 특히 많이 발생한다. 그들은 관계 수립에 어려움이 많다. 큰 일을 성취한 뒤에도 엄청난 고독을 느낄 수 있다. 그런 경우가 ADHD 여성들에게만 해당되는 것은 아니지만, ADHD 여성에서 발생할 가능성이 더 높다는게 나의 생각이다.

ADHD의 문제는 능력을 100% 발휘하기 어렵다는데서 시작된다. 다른 사람들은 자동으로 처리하는 일들을 수동으로 해야 한다면 하루 종일 버티기에는 에너지가 부족하다. 사람들은 ADHD가 있는 여성들이 왜 점심 때가 되기도 전에 밧데리가 소진되는지 궁금해한다. 그래서 ADHD 직장여성에게는 저녁 때 일이냐 친구냐를 선택하는게 큰 고민거리다.

우리는 누군가의 업적을 평가할 때 지나치게 단순화하는 경향이 있다. 성공한 여성 CEO, 수십배 수익을 올리는 여성 펀드매니저 같은 사람에게 감탄하고 부러워한다. ADHD를 가진 여성들에게는 항상 높은 성취감의 이면이 존재하지만, 사람들은 대개 이면에는 관심이 없다. 왜냐하면 화려함과는 거리가 멀기 때문일 것이다.

지금까지 언급한 뛰어난 수행능력을 설명하려면 '초집중'이라는 개념을 빼놓을 수 없다. 시간과 공간에 대한 감각을 잃을 정도로 뭔가에 모든 것을 쏟아붓는 상태를 말하는 '초집중[1]'은 ADHD를 가진 많은 사람들에게 친숙하다. 시공간을 초월하면서 몰입하는 것을 사람들은 종종 긍정적이라고 본다.

그렇지만 ADHD를 가진 많은 여성들은 그들의 에너지 수위를 조절하고 싶어한다. 소확행을 얻기 위해 엄청난 성공의 일부를 기꺼이 포기할 수도 있다. 에너지 수위 조절에 실패할 경우 회복에 필요한 에너지, 역량, 의지 등이 모두 고갈된 상태가 된다. 결국 이러한 '초집중 전쟁'을 한바탕 치르고 나면 정상 상태로 돌아가기 어려워진다. 우울증, 탈진, 그리고 끊임없이 피곤하고 지쳐간다는 느낌은 ADHD 여성들에게 꽤나 심한 편이다. ADHD를 '슈퍼파워'라고 말하는 사고방식은 최악의 경우, ADHD를 가진 사람과 주변 사람들 모두가 장기적으로 더 문제가 될 수 있는 부분은 고려하지 않고 진단의 특정 부분에만 집중하게 만들 수 있다.

사람들이 자신의 장점을 이용하도록 격려하는 것은 물론 긍정적이지만, 초능력의 덜 매력적인 측면을 다룰 수 있는 도구가 무엇인지도 알아야 한다. 만회할 수 있는 공간과 휴식이 필수이다. 성취하는 것과 기능하는 것은 완전히 다른 문제다.

ADHD가 있지만 성공한 사람들의 사례가 제시될 때 그들의 발자취를 따라가다 보면, 그렇게 재능 있고 칭송받는 천재들(대개 남성임을 주목하라) 곁에는 지치고, 실망하고, 버려지고, 기진맥진한 배우자, 자녀, 동료, 친구들이 있다는 것을 알게 될지도 모른다.

---

1) hyperfocus

메타인지, 자신이 생각하는 것에 대한 생각

인지란 앞에서 논의한 바와 같이 정보를 사고하고 처리하는 능력을 나타내는 광의의 개념이며, 뇌의 복합한 작업 과정과 기술을 총칭하는 용어이다. 그것은 우리 내면에서, 그리고 우리가 서로 다른 방식으로 적응해야 하는 주변환경에서 끊임없이 일어나는 것에 관한 것이다. 기억, 주의력, 각성, 수행기능은 모두 우리 인지의 다른 부분이며, ADHD를 가진 어린이와 성인은 인지 기능의 한 가지 또는 여러 가지 측면에서 어려움을 겪는 것이 일반적이다.

이러한 인지 능력 중 작업기억, 처리속도, 언어능력은 정량화가 가능하며, ADHD 평가에 포함된 신경심리검사로 측정가능하다. 그러나 감정 조절과 각성과 같은 인지 능력은 측정이 어렵다. 우리는 때때로 메타인지[2], 즉, 인지 기능과 기술에 대해 생각하는 능력에 대해서 이야기한다. 우리가 어떻게 생각하고, 감정을 표출하고, 행동하는지에 대해 생각하는 방식이다. 항상 그렇지는 않지만, 높은 지적 능력을 가진 사람들은 종종 강한 메타인지 능력을 가지고 있다. 따라서 ADHD가 있으면서 지능지수가 높으면 그들을 이해하고 판단하는 게 조금 더 복잡해진다.

메타인지는 두 부분으로 나뉜다. 자신의 인지과정에 대한 지식, 그리고 이 지식을 바탕으로 한 자신의 생각 및 행동 통제이다. 지적 메타인지 능력과 수행능력 같은 인지기능 사이의 차이는 ADHD가 있는 사람에서는 고통스러울 정도로 명백하다.

---

2) metacognition

뇌의 정보 처리 방식(예, 전반적 수행기능)과 지능(예, 작업 기억 및 처리 속도와 함께 논리적, 유동적, 언어 능력) 사이에는 중복되는 내용이 있지만 ADHD를 가진 사람들은 한 쪽으로 쏠리는 경향이 있다. ADHD가 있지만 재능이 뛰어난 어린이나 어른들이 많다. 이들은 직관적으로 어떻게 해야 하는지, 그리고 무엇을 해야 하는지 알고 있기는 하지만, 실제 행동에 옮겨서 성취하는 것 사이에는 (성취도가 낮아서) 괴리가 있기 때문에 문제가 발생한다.

만약 당신에게 재능이 있지만 여전히 잠재력을 발휘하고 행동하지 못한다면, 영영 부족함을 느낄 것이다. 사회적, 학문적, 직업적으로 실패했다는 느낌을 평생 지니고 살면 자존감은 밑바닥에서 벗어날 수 없다. ADHD 평가에서 신경심리검사는 매우 중요하다. 검사를 진행하면서 지적 능력, 수행기능, ADHD 증상을 도표로 만들고, 그에 따라 ADHD와 재능(잠재력) 사이의 차이점을 찾아낸다면 그 자료는 미래의 치료 내용을 설계하는데 유용한 자료가 된다. ADHD가 있는 환자들이 이러한 복잡한 과정의 연결고리를 충분히 이해한다면, 자아상을 회복하고 미래에 대한 믿음을 회복할 수 있는 기회가 생긴다.

ADHD를 치료하는 것은 누군가를 버티게 하거나 스스로 내려놓는 법을 터득하게 돕는 것이 아니다. ADHD는 평생 안고 가야 할 장애라는 것을 통찰하고, 더 깊은 수준에서 서로가 다르다는 것을 이해하고 존중하자는 것이다. 치료 및 조정이 필요한 부분은 그에 따라 맞춤 제작할 수 있다.

O씨의 생각에 대한 생각

O씨는 극장 맨 앞 줄에서 영화를 보는 것처럼 자기 삶을 보고 있다. 그녀는 자신의 뇌가 영화의 줄거리 전개에 방해가 되는 것이 분명하다고 말한다. 마치 구르는 마차 바퀴에 막대기를 끼워놓은 것 같다고 한다. 확실히 알지만 진로를 바꾸는 불가능하다고 말한다.

"물론 주변에서 제 ADHD 행동을 이상하게 여기고 비난하는게 고통스러워요. 하지만 사실 스스로 더 자책하고 있어요. 이번엔 왜 또 제대로 못한걸까? 왜 그 생각이나 충동을 견디고 제대로 된 쪽으로 갈 수 없는 걸까? 왜 그렇게 끝나는 영화에서 매번 제가 주인공이 되는 걸까요?"

"제 ADHD 검사에서 가장 웃기는 건 제가 정말 똑똑하다는 거예요. 검사를 해 주신 임상심리선생님은 제 IQ가 153이라고 하네요. 맙소사, 저는 제 지능이 경계선 수준이거나 장애인 수준이라고 생각해서 평생 감추고 살려고 했었거든요. 검사 결과랑 상관없이 저는 제 생각이 맞는거 같아요. 아주 간단한 것도 제가 원하는 대로 해내는 것이 항상 너무 어렵거든요. 이 검사 결과를 어떻게 생각해야 할지 잘 모르겠어요. 달콤하면서도 씁쓸하네요. 지난 몇 년간 제 자신과 제 지성에 대해 부정적으로 말하고, 비하하고, 경시했던 모든 것들, 이론상으로는 너무나 명백하고 쉬워 보이는데 실제 되는 건 없었던 날들, 행복이나 성공을 누릴 자격이 없는 이상한 사람처럼 느꼈던 모든 슬픔, 이런 것들을 되돌릴 수는 없겠지요. 그래서 지금부터라도 새로 영화 대본을 쓰기 시작했어요."

재능있는 ADHD 인물들에게 생기는 문제는 아마도 뛰어난 지능이나 좋은 메타인지 능력 때문은 아니고, 오히려 근본적인 인지 능력이 너무 울퉁불퉁하고 탁월하기 때문인 것 같다. 훌륭한 지적 능력이 형편없는 수행 능

력과 조합을 이루다 보니 자존감과 자신감을 키우는데 아무런 도움이 되지
못한다.

ADHD와 삶의 지혜

제스티 박사[3]는 뇌의 노화에 깊은 관심을 가지고 있는 미국의 정
신건강의학과의사이자 신경과의사이다. 힌두교의 '거룩한 자의 노
래[4]' 내용과 현대 신경과학을 결합해 지혜의 개념을 고찰하였다.

그는 지혜를 정의하는 방법에 대해 몇 가지 다른 측면에서 논의
하였다. 그의 이론을 적용하면 높은 지능을 가진 ADHD 인물들이
결코 똑똑하게 느껴지지 않는 것을 이해할 수 있다.

우선 제스티박사는 사회적 기술과 개방성을 다룬다. 이는 다른
사람들의 생각과 감정을 견딜 수 있는 우리의 능력에 관한 것이다.
또한 연민과 공감, 타인에 대한 관심, 그리고 우리가 결정을 내릴 때
다른 사람들을 고려하는 정도도 포함된다.

꼭 그런 것은 아니겠지만, ADHD를 앓고 있는 사람들이 이런 부
분에서 다소 어려움이 있을 거라고 의심해볼 수 있다. 제스티박사의
이론에 따르면 지혜는 감정 조절, 자기 인식, 결단력을 필요로 한다.
즉, 감정과 그것들이 표현되는 방식을 통제하는 것이다.

이러한 능력과 자기성찰을 제대로 발휘하려면 최대한 최선의 지

---

3) Dilip V Jeste
4) Bhagavad Gita

식을 바탕으로 결정해야 한다. 하지만, ADHD의 경우 미래에 대해 충분히 고려하지 않고, 종종 너무 적은 정보 만으로 경솔한 결정을 내린다. 제스티박사의 지혜에 대한 추론을 받아들인다면, 똑똑하고 재능이 많지만 ADHD가 있는 사람들이 왜 그렇게 어리석게 행동하는지 이해할 수 있다.

이 시점에서 긍정적인 점은, 올바른 지원과 전략이 주어진다면 이러한 어려움을 처리하고 보완할 수 있는 전략을 스스로 깨우칠 수 있다는 것이다. 즉, ADHD가 있더라도 똑똑하고 지혜롭게 살 수 있다는 말이다.

Y씨와 곱씹고 침울해지는 뇌

Y씨는 사소한 결정을 내리는 데 있어서도 자신이 무능하다고 말한다. 그녀는 자기가 잘못 판단해서 벌어진 상황이나 멍청한 선택을 했던 일들을 곱씹는 경향이 있다.

"참 이상하지요, 제가 워낙 잘 까먹고 산만한데, 오히려 잊고 싶은 일에 대해서는 코끼리[5]처럼 기억력이 좋은 것 같아요. 38세가 된 지금도 고등학교 때 누군가에게 했던 바보 같은 말이나 10년 전 직장에서 했던 멍청한 일들이 기억이 생생해요. 잘못한게 뭔지, 하지 말았어야 했던 것은 무엇인지, 왜 하지 말았어야 했는지, 여전히 그 생각을 버리지 못해요. 대부분 바보짓했던 상황들이에요."

---

5) 역자 주: 세계기억력대회(World Memory Championship) 로고가 코끼리

"이 생각이 저를 괴롭혀요. 제가 했던 일을 돌이킬 수 없다는 것을 알고 있어요. 다른 사람들 기억에서는 오래 전에 사라졌을거라는 것도 이성적으로는 알고 있어요. 어쩌면 눈치도 못 챘는지도 몰라요."

"제가 ADHD 검사를 받을때 평가를 담당한 임상심리사는 뭔가에 연연하는 것이 ADHD를 앓고 있는 사람들에게는 꽤 흔한 일이라고 말해주었어요. 그분은 제 충동적 일상생활, 주의력 지속 시간 문제, 그리고 낮은 실행 능력으로 인한 결과는 때때로 너무 적거나 잘못된 정보에 기초해서 결정하기 때문이라고 하셨어요. 아, 그때 깨달았어요. 워낙 실수를 많이 했기 때문에 사소한 것까지 꼼꼼히 따지며 생각하는 게 버릇이었는데, 그게 적절한 대처법이 아니었다는거지요. 나름 실수를 줄여보려고 했던 거라고 설명해 주셨어요."

"연연하고 곱씹는게 잘못된 생각과 수치심을 멈추게 하려는 것이었어요. 그런데 그게 사회적 신호를 인식하는 데 또다른 장애물이 된거예요. 보호해 주려던 것이 오히려 머리 속에서 끝없이 공을 주고 받는 탁구 시합이 되서 제게 더 많은 고통과 실패를 안겨주었어요."

"ADHD 진단 이후 생긴 통찰력과 제가 받은 지원은 큰 도움이 되었어요. 특히 곱씹고 우울해지는 것에 대해서요. 헌데 처음 복용했던 약물은 제 생각을 더 경직되게 만들었고, 훨씬 더 그 생각에 빠져들었어요. 약 먹기 전보다 유연하게 생각하고 터놓고 생각하는게 더 어려웠어요. 두 번째 시도한 약은 그런 부작용이 없었고 효과가 좋았어요."

"물론 되새김질하듯이 생각하는 성향을 없애주는 약은 아니었지만, 외부의 조언을 듣고 더 나은 전략을 찾아내는데 도움이 되었어요. 그때부터는 곱씹고 침울해지는게 더 이상 제 일상을 괴롭히거나 방해하지 않았어요."

"ADHD 진단 받기 전에도 여러 가지 인지행동치료 프로그램에 참가했었어요, 반짝 효과는 있는 것 같았지만 효과가 오래 가지 못해서 몇 주가 지나면 또 곱씹고 있더라구요, 하지만 이제는 그런 치료가 얼마나 근사한 방법이었는지 깨달았어요, 똑같은 정보와 똑같은 조언들이 이제는 저랑 찰떡 궁합이예요, 왜 제가 이렇게 곱씹는지 심층적으로 이해하게 되었어요, 뇌가 어떻게 작동하는지 알게 되니까 꼬리를 물고 돌아가는 생각을 감당할 수 있게 되었답니다, 머리 속 탁구 경기에서 상대편 선수, 사실은 곱씹는 뇌겠지요, 그 선수가 보내는 서브를 받아 줄 필요가 없다는 걸 알게 된 거랍니다,"

제 11 장

세월이 흘러도 ADHD는 남는다

ADHD와 외로운 삶

ADHD에 관한 연구와 임상은 아이들과 젊은이들에게 초점이 맞춰져 있으며, 전체 소아청소년의 5-7%가 ADHD 진단 기준에 부합한다. 노인 인구 중에는 ADHD가 얼마나 있을까? 오늘날 많은 노인들이 그들의 자녀나 손주들에게서 자기가 겪었던 어려움을 보면서 과거 자신이 헤쳐나온 고난에 대해 생각하고 ADHD 진단에 대해 관심을 갖게 된다. 과거에는 이들을 종종 게으르거나 희망이 없는 또는 괴팍한 사람 정도로 여겼다.

그들의 삶은 온갖 풍랑을 이겨내고 살아온 것처럼 회자되기도 하지만, 종종 거리낌없이 새로운 것을 시도하고 원하는 대로 자유롭게 살아온 삶이기도 하다.

많은 사람들은 어린 시절이 왜 그렇게 혼란스럽고 갈등으로 가득했는지 마침내 이해한다고 말한다. 몇 십년이 걸렸지만 이제라도 알고나면 치유효과는 매우 크다. 그들의 과거는 탈진, 직장이나 대인관계에서 밀려나기, 이해할 수 없고 비난받는 환경, 자존감 추락 등으로 점철된 삶이었다. 일상의 틀을 만들어 가면서 자기에게 효과적인 전략을 개발한 적도 많지만, 그런 틀과 일상이 얼마나 쉽게 무너지는가에 대해서도 할 말이 많다.

성인 ADHD에 대해 평가하고 진단한지는 그리 오래되지 않았다. 성인에 대한 연구가 급격히 늘고 있지만 중년이나 노년기 인구에 대한 연구는 여전히 드물다. 제한적이지만 이들 연구는 중년이나 노년기의 ADHD 진단 중요성을 인정하고 있다. 하지만 아직 ADHD가 있는 상당수 노인은 공식 진단을 받지 못한 채 살고 있다.

오늘날 65세 이상 여성이 ADHD 진단을 가지고 있는 경우는 매우 드물다. 따라서 중년 내지 노년 여성들은 제대로 된 지원과 치료 없이 ADHD 증상으로 인한 어려움을 그대로 몸으로 견디며 살고 있다.

정신장애가 인생 단계별로 어떻게 나타나는지에 대한 이해와 지식이 늘어나고 있다. ADHD 여성들은 공존 정신장애뿐 아니라 비만, 심혈관계질환, 위장관계 질환, 만성 통증 같은 성인병에 시달린다. 따라서 ADHD 진단을 받지 못한 경우라도 이러한 심신장애로 병원치료를 받고 있을 가능성이 높다.

나이든 분들의 인생 궤적을 되짚어가면서 ADHD 진단 여부를 가늠할 수 있고, 그렇게 함으로써 ADHD가 건강에 미치는 부정적 영향을 예방할 수 있다. ADHD가 있는 노인들은 대부분 반복되는 어려움과 실패를 병 때문이라고 생각하지 못한 채 평생을 살아왔다. 젊은 여성뿐 아니라 ADHD가 있는 노년층도 자신이 남과 다르고 거절당하는 이유가 성격 탓이라고 여겼다. 늦은 나이라도 진단을 받고 나면 자신을 받아들이고 어려움을 줄이기 위한 효율적인 전략을 찾는 게 더 쉬워진다.

ADHD, 치매 또는 둘 다?

ADHD의 역사를 돌이켜보면 아이들을 위한 진단이었기 때문에 치매처럼 노년기 질병의 발병 위험에 대한 연구는 그리 많지 않다. 요즘은 어릴때나 젊을 때 진단받은 환자의 절반 이상에서 성인기까지 ADHD 증상이 계속되는 것으로 알려져 있다.

그러나 주의력 부족, 건망증, 정신적 스트레스에 대한 인내력 부족, 동시에 여러 가지를 조작하거나 실시하기 어려움 같은 ADHD 증상 중 일부는 노인 치매의 초기 징후와 매우 유사하다. 이 두 가지 병 사이에 증상이나 문제들이 겹치는 경우가 많기도 하고, 이들 장애가 같이 있는 환자에서 수면장애, 우울감, 불안과 같은 행동이나 정신건강 증상이 잘 나타난다. 따라서 기억력과 일상 기능에 문제가 생겨 의료나 다른 도움을 받으려는 노인들의 증상이 어떤 원인에 의한 것인지 알아내기가 쉽지 않다.

현재로서는 ADHD가 치매의 위험을 증가시키는지 정확히 말할 수 없다. ADHD가 치매 발생의 위험인자라기보다는, 비만, 흡연, 과도한 알코올 섭취 등 치매와 관련된 위험한 생활 습관들이 ADHD에서 흔히 동반되기 때문인 것으로 해석하기도 한다. ADHD 자체가 노화된 신경계에 미치는 스트레스로 인해 치매에 걸릴 위험이 높아지는가에 대한 연구도 진행되고 있다.

65세 이상의 환자를 위한 근거 중심적 약물치료 지침은 없다. 그 이유는 약물 효과와 안전성을 조사하는 연구에서 대부분 65세 이상은 제외되기 때문이다. 즉, 노인 대상의 연구가 없을 뿐이지, 약물 복용을 금지해야 한다는 근거 자료는 없다. 실제 진료실에서는 증상의 심각성 정도, 약물치료로 얻을 수 있는 이득, 치료의 잠재적 위험성 등을 고려하여 약물치료 여부를 결정하면 된다.

젊은이는 물론 나이든 여성이라도 건강한 습관을 만들기 시작하는 것을 권장한다. 언제 시작해도 늦지 않다. 적절한 환경 변화를 통해 생활 관련 위험 요소를 바꿔 나갈 수 있다.

잠 좀 푹 자는게 소원인 W씨

W씨가 ADHD 평가를 위해 나의 진료실을 찾았을 때 그녀는 72세였다. 지쳤고 외로웠다. 우여곡절이 많았던 자기 삶에 대해 하소연하면서, 그 연유를 알고 싶어했다.

"항상 머리 속이 근질근질했어. 어릴 때는 절대 잠자고 싶지 않았어. 항상 시끌벅적, 소란스러운 아이였지. 내 기억에 교실보다는 교실 밖에 있을 때가 더 많았어. 내가 평범하지 않은 여자애라는 사실에도 불구하고 어른들이나 선생님들은 나를 좋아했고 받아들여줬다구. 그땐 그랬어. 하지만 중학교 때부터 정말이지 이 계속되는 근질거림에서 벗어나고 싶었어. 나는 길게 자 본 적이 없어. 어릴 때 한 번은 안자고 계속 놀겠다고 해서 엄마가 완전 번아웃 되어버렸고, 그래서 나를 '정신병원'에 입원시키기도 했어. 의사들도 내 넘치는 에너지를 감당하지 못하니까 오랫동안 진정제를 '빡세게' 먹였어, 의사들은 내가 뭐가 잘못된 건지 모르니까 그냥 막 약을 들이부었던 거 같아."

"십대부터는 일부러 바쁘게 살았어, 속전속결, 거칠게도 살아보고, 파티도 많이 가고, 성적은 들쑥날쑥, 여행 다니고, 폭주도 뛰고, 뭔가 '삘'이 오는 건 다 해봤어, 아니면 복잡한 게 싫어서 그랬는지도 몰라, 늘 목표나 방향성도 없는 이상한 충동을 느꼈지, 그냥 뭐라도 하고 싶었고, 이사도 자주 다니고 늘 새로운 걸 찾아 다녔고, 어디든지 잘 돌아다녔어, 술에 절어 살기도 하고 이 일 저 일 안 해 본게 없고, 연애도 많이 했지, 지금 제일 슬픈 건, 내가 애가 셋인데 아버지가 다 달라, 그리고 자식 중에 누구도 나랑 사이가 좋지 않다는 거야, 애들 친아빠, 친척들, 그리고 사회 복지국, 그런데서 애들을 키웠지, 걔네들은 나를 만나고 싶어하지도 않아요, 내 손주들은 볼 수도 없어, 정말 평생 말 그대로 달리고 달리고 달린거지, 나름 '근질거리는 것' 좀 어떻게 해 보려고 이리 뛰고 저리 뛰고 한거야, 한때는 조깅에 미쳤었는데, 무릎이랑 한 쪽 골반이 나갔지 뭐야, 그래서 술과 약에 눈을 돌렸지, 헌데 희안하게도 선을 넘는다 싶으면 내부적으로 제동장치가 작동하는 거야, 그래서 한 가지 방법을 오래 해 본 적이 없다우."

"요새는 금주협회나 마약중독자단체, 그리고 여러 기관에서 도와주고 있어, 좀 도움이 되지, 그래도 여전히 근질근질해, 난 살고 싶지 않던 적은 한 번도 없어, 그렇다고 그냥 이렇게 계속 사는 것도 지겨워, 몸도 마음도 다 너덜너덜해, 그냥 푹 좀 재워줘."

제 **12** 장

ADHD 치료, 그리고 관련 논란에 대하여

ADHD로 진단받고 크게 안도감을 느끼며 미래에 대해 희망을 갖게 되는 사람들이 많다. 최상의 시나리오는 진단과 더불어, 일상생활을 새롭게 이해하고 새로운 방식으로 시작하게 되는 것이다. 아쉽지만 모든 사람들에게 그들이 원하는 치료와 지원이 제공되는 것은 아니다.

B-M씨는 어떤 치료를 받는가?

B-M씨는 이제 막 ADHD 진단을 받았다. 그녀는 충격을 받았지만 동시에 후련했다. 잘못된 설명 모델과 방식으로 생활하느라 잃어버린 모든 세월이 약간 슬프기도 했다,

"검사 결과에 대해 피드백을 받는 시간에 임상심리전문가 분이 제 ADHD에 대해 세 가지 '대책이 들어 있는 복주머니'가 있다고 말씀해주셨

어요, 주변 사람들에게 제 병에 대해 말할 때 요긴하게 써먹을 수 있더라고
요, 그 내용은 엄청 값진 것이었고, 저만의 이야기를 들을 수 있는 기회였어
요, 그동안 몰랐는데 제 앞날이 어떻게 전개될 것인가도 알 수 있었어요,

'너가 얼마나 똑똑한데, ADHD일리가 없지', '요즘에는 누구나 ADHD
같은 면이 있어,' '내가 검사받아도 아마 ADHD로 진단이 나올껄,' 처음에
는 사람들이 그런 말을 하면 말싸움이 되었고, 그래서 방어적이 되었고, 그
럴 때마다 화가 났어요, 욕을 해주고 싶었어요, '너도 똑같이 겪어봐! 그
런 멍청함과 편견이 병이라면 넌 이미 장애인이니 걱정할 게 없겠네!' 하지
만 결국, 저의 작고 큰 정보 꾸러미 모두 제가 그렇게 행동하는 것을 말렸습
니다, 나중에 돌이켜 보면 그게 저와 제 주변 사람들을 위해 더 나았어요,"

소아와 성인 모두 근거 중심의 세 가지 복합모델 치료(복주머니)
를 권장한다. 진단을 받으면 정신의학 교육(ADHD에 대한 지식), 인
지 지원(일상 생활에서의 지원과 기술 보조), 그리고 약물치료의 세
가지 다른 유형으로 접근한다.

정신의학 교육

ADHD 진단 후 개선된 일상과 안녕을 향해 나아가는 데 있어 중
요한 것은 ADHD가 무엇인지, 그리고 각 개인에게 무엇을 의미하는
지 배우는 것이다. 이를 정신의학 교육이라고 부르며, 일상생활에서
실제 문제들을 어떻게 다루고 해결할 것인가에 대한 가시적 조언과
함께 ADHD와 관련된 여러 가지를 배운다.

이러한 교육은 부모 지원 프로그램이나 성인 및 친지들이 참석할

수 있는 집단 모임 형태로 제공된다. 그 목적은 각종 치료와 사회적 지원에 대한 지식을 늘리고 정보를 전달하는 것이다. 또한 근거중심의 확인된 정보를 얻을 수 있는 문헌, 브로셔, 인터넷 링크, 연구자 모임 같은 곳을 알려줌으로써 왜곡된 또는 가짜 정보에 휘둘리지 않도록 해 주는 것이 목적이다.

인지 지원

ADHD를 앓고 있는 어린이와 성인들은 종종 그들의 삶을 구조화하고, 일상 업무를 처리하고, 과제를 기억하고, 약속이나 마감을 지키기 위해 구체적인 지원을 필요로 한다. 이러한 인지 지원은 하루를 계획하고, 일을 시작하는 데 필요한 것을 기억하고, 제 시간에 도착하고, 휴식 시간을 챙기고, 수면의 질을 향상시키는 것과 같은 인지적이고 실행 기능의 어려움을 보상하기 위해 설계되었다.

여기에는 자명종, 스케줄러, 무거운 극세사 이불 같은 실용적이고 아날로그식 방법부터, 약 먹을 시간이나 활동에 소요되는 시간 추정 등에 도움되는 보다 첨단의 디지털 보조 장치까지 모든 게 포함된다.

약물치료

약물치료의 목적은 ADHD 관련 증상을 줄이고, 일상생활 기능을 향상시키며, 낮은 자존감 또는 정신적/신체적 공존장애 같은 ADHD 후유증을 예방해서 삶의 질을 높이는 것이다.

약 자체가 갑자기 사람을 확 바꿀 수는 없다. 숙제를 대신 해주거나 아주 멋있는 생활계획표를 짜 주거나 하지도 않는다. 오히려 해야 할 일을 잘 할 수 있게 길을 터주는 중요한 지지대 역할을 한다. 구

명조끼랑 비슷하다. 물 속으로 가라앉거나 물 먹는 것을 막아 주기만
해도 수영하는게 쉬워지는 것과 비슷하다.

ADHD를 개선할 수 있는 생활 양식 요인

규칙적 신체 활동이 중요하다는 것은 널리 알려진 사실이다.
ADHD가 있는 사람들에게 신체 활동이 특히 중요하고 유익하다는
확실한 과학적 근거가 있다. 많은 연구에서 신체 활동이 뇌성숙, 발
달, 일상 기능에 긍정적으로 작용한다고 보고하였다.

장기간에 걸쳐 맥박과 호흡수를 증가시키는 신체활동을 하면 특
정 호르몬과 물질이 혈중으로 배출된다. 이러한 내인성 물질에 의해
강화되는 방식으로 운동은, 핵심 ADHD 증상에 대한 약물만큼 강력
하지는 않지만 유사한 효과를 가질 수 있음이 밝혀졌다. 게다가 약물
과 신체 활동은 효과면에서 서로 상승작용이 있는 것처럼 보인다.

진부한 표현처럼 들리지만 무슨 운동이든지 간에 '말보다 실천이
중요하다.' 이는 ADHD 경우도 마찬가지다. 단기 또는 일시적 운동
도 좋지만, 규칙적 일과와 장기간 반복해서 할 수 있는 신체 활동이
있다면 특히 더 좋다. ADHD를 가진 많은 이들이 운동이 자신들에
게 유익하다는 것을 알고 느끼고 있음에도 불구하고, 규칙적으로 유
지하는게 어렵다고 말한다.

운동과 신체활동을 통해 향상되는 것이 집중력, 사려 깊은 결정,
전략을 바꾸는 능력뿐만이 아니다. 이외에도 비만, 심혈관 질환, 치
매 등에 대한 위험을 줄일 수 있고, 공존 정신장애 위험도 낮출 수 있
다. 불안, 우울감, 수면 장애는 ADHD를 가진 많은 사람들이 흔히

겪는 장애이며, 규칙적 신체 활동으로 고통을 줄일 수 있다. ADHD
와 운동 사이의 관련성에 대해 짧지만 중요한 연구들을 최신 논문에
서 찾아 볼 수 있다.

약물치료

ADHD 진단 및 평가 과정에서 정신건강의학과 전문의는 물론
여러 전문가들의 협업이 필요하다. 정신과 의사는 평가 과정에서 잠
재적 신체 및 정신의학적 공존장애를 찾아내고, 이러한 증상들이 다
른 신체 혹은 정신장애로 인한 것은 아닌지 확인한다. 또한 ADHD
약물치료에 금기가 되는 신체질환이나 다른 문제는 없는지 확인해
야 한다. 그리고 나서 환자와 충분한 논의를 거쳐 약물치료를 시작하
고 지속해나간다.

나라마다 약물치료에 대한 규정이 다르다. 스웨덴에서는 정신과,
소아과, 소아신경과 전문의만이 ADHD를 위한 중추신경자극약물
을 처방할 수 있다. 한편, ADHD 치료에 전문과목 제한을 하지 않는
나라들도 많다.[1]

ADHD 약물치료의 역사

우리가 ADHD에 대해 알고 있는 많은 지식은 특정 화학 물질(중

---

1) 우리나라는 ADHD 치료와 중추신경자극약물 처방에 전문과목을 제한하고 있
    지 않음. 대부분 정신건강의학과전문의와 소아정신과전문의가 진료함

추신경자극약물)이 (훗날 ADHD라고 명명한 진단에서 흔히 보이는) 특정 증상에 미치는 영향에 대한 통찰에서 비롯되었다. 첫 번째 삽화는 1930년대 말, 한 미국인 의사가[2] 우연한 기회에 암페타민 계통 약물이 외현화 증상이나 학습 장애가 있는 아이들의 과다행동, 사회성, 학습을 향상시킨다는 것을 발견한 것과 관련있다(2장 37쪽 참조). 이 발견은 1954년 다른 중추신경자극제인 메틸페니데이트[3]가 미국에 소개될 때까지는 거의 창고 속에서 먼지만 뒤집어 쓰고 있었다. 메틸페니데이트도 처음에는 성인의 만성 피로, 우울감, 회복기 허약함, 집중력 결핍, 기억장애 등에 처방하였다. 1960년대 들어 또 다른 중추신경자극약물인 덱스암페타민[4]이 등장하였다. 그때부터 메틸페니데이트와 암페타민, 두 계열의 약물을 중심으로 속방형, 서방형 등으로 발전하면서 각 개인에 맞게 처방하게 되었다.

스웨덴에는 1956년 메틸페니데이트가 처음 도입되었다. 그러나 의약품 외 목적으로 불법 사용이 늘어나면서 문제가 생겼다. 1968년 스웨덴 국립보건복지위원회는 메틸페니데이트를 약품시장에서 퇴출시켰다. 2002년, 스웨덴 정부가 서방형 메틸페니데이트 제제[5] 도입을 승인하였고, 소아청소년 ADHD 환자에게 처방할 수 있게 되었다.

우리나라[6]의 경우 국민건강보험공단에서 ADHD 약물치료 관련

---

2) Charles Bradley
3) methylphenidate
4) dexamphetamine
5) Osmotic-controlled Release Oral-delivery System [OROS] methylphenidate [상품명 Concerta]
6) 이하 단락은 대한민국의 ADHD 약물치료 관련 내용이다. 역자가 원저자와 상의하여 추가함.

규정을 관리한다. 1989년 최초의 ADHD 치료약물로 승인받은 것은 속방형 메틸페니데이트(상품명 페니드)였으며, 소아청소년에 국한하였다. 2000년대 들어 서방형 중추신경자극약물과 비중추신경자극약물인 아토목세틴이 도입되었다. 단, 이들 약물 모두 18세 미만에 한하여 사용 승인을 받았기 때문에 성인환자 진료에 제한이 있었다. 2013년, 만 18세 전에 진단받은 사례에 한해서 성인이 되도 약물치료에 국민건강보험 혜택을 부여하였다. 2016년부터는 성인이 되어 처음 진단받은 경우에도 약물치료시 국민건강보험 혜택을 승인하였다. 2019년 12월부터는 연령과 무관하게 진단 후 한 달간 한 가지 약물만을 사용하고 효과가 부족하다고 판단되면 중추신경자극약물과 비중추신경자극약물을 병용하도록 규정을 바꾸었다. 현재 우리나라에서 사용되는 중추신경자극약물은 메틸페니데이트 계열(속방형과 서방형) 약제이며, 비중추신경자극약물로는 아토목세틴과 클로니딘이 있다.[7]

ADHD 치료의 최신 지견

오늘날 허가 받은 ADHD 약물치료제는 다섯 가지가 있다. 메틸페니데이트, 덱스암페타민, 리스덱스암페타민 등의 중추신경자극약물, 항우울 기능이 있는 아토목세틴, 아드레날린 차단제인 구안파신[8]이다.

---

7) 출처: 반건호. 나는 왜 집중하지 못하는가. 라이프앤페이지 2022.
8) 우리나라에 구안파신은 도입되지 않았으며, 대신 같은 계열의 클로니딘이 사용허가를 받았음

ADHD 치료에 사용되는 약물이 효과적이고 안전하다는 많은 근거 자료와 임상 경험이 있다. 오늘날 이들 약물의 장기치료시 효능과 안정성에 대한 연구가 많이 진행되고 있다. 대부분 소아청소년을 대상으로 연구하였기 때문에 성인에 대해서는 자료가 부족하다. 대부분의 연구에서 약물치료를 받은 환자들의 70% 정도가 증상 개선 효과를 보고하였다. 심각한 부작용은 드물고 대개 일시적이며, 다른 약제로 대체하거나 용량을 조절하며 해결할 수 있다.

그러나 연구마다 현실적으로나 경제적으로나 제한점이 많다. 연구설계를 잘 해서 장기간 수행한 연구에서 심각한 또는 지연성 부작용 보고는 없고 긍정적 효과를 보고하고 있지만, 많은 환자를 대상으로 진행된 연구가 부족한 까닭에 약물의 장기치료 효과를 단정적으로 말하기는 어렵다.

치료가 약물치료만 있는 것은 아니다. 일상기능을 개선하기 위해 시도할 수 있는 다양한 방법을 모두 시행할 수 있다. 특히 정신의학적 교육과 인지 지원치료가 유용하다.

많은 환자들에서 그러한 치료로 효과를 보려면 약물치료와 병행하는 것이 중요하다. 약물에 대한 반응은 개인마다 다르기 때문에 어떤 약물이 최상인지, 어떤 용량이 적절할지 즉각 알 수는 없다. 약물치료를 시작할 때는 환자, 가족, 치료진의 공조체계하에 치료 전략을 세운다.

참기 힘든 부작용이나 큰 위험부담이 없는 적합한 약물을 찾고 적절한 용량을 정하고 나면, 새로운 개인 맞춤형 치료 전략을 추진할 수 있다.

L씨와 약물치료

"제가 처음 ADHD 약을 쓰기 시작한 건 이십대 때에요. 약을 쓴다고 해서 고민 좀 했어요. 좀 겁이 나서요. 약에 대해서 이것저것 찾아봤는데 약 먹을 필요 없다는 사람도 있더라구요. 어떤 사람은 약이 위험한 거라고도 했어요. 기능을 좋게 하려고 약을 먹어야 하는게 기분 좋은 일은 아니잖아요. 솔직히 말해서 '패배자'가 되는 기분이었어요."

"처음부터 기분좋은 경험은 아니었어요. 어떤 사람이 '처음 약 먹을 때부터 모든 게 딱 맞아떨어지고 약발이 잘 듣는 거 같았어요'라고 쓴 걸 본 적이 있어요. 근데 저는 그렇지 않았거든요. 여러 가지 약이랑 용량 조절하는데 오래 걸렸어요. 부작용도 좀 있었고, 겁도 났고, 그래서 의사선생님이랑 많은 대화를 나눴어요. 부작용이 지나간다면, 적절한 용량을 찾아낸다면, 그렇게 된다면 어떤 느낌일지, 어떤 효과를 기대할 수 있을지 잘 모르겠더라고요."

"결국 저한테 맞는 약을 찾았어요. 일을 잘 하려고 약을 먹어야 하는게 즐겁지는 않았지만, 아무튼 저한테는 그럴만한 가치가 있어요. 진단을 받고 적절한 약을 먹어본 후에야 다른 사람들한테는 사는게 전쟁이 아니라는 걸 깨달았어요. 사람들이 저처럼 살지 않는다는건 엄청난 깨달음이기도 했지만, 제게는 큰 안도감을 주었답니다."

약을 꼭 먹여야 되나요?

우리 아이 성격의 일부라고 생각하는 어떤 부분에 대해서 약을 사용하기로 결정하기 전에 부모가 느끼는 불안은 부모라면 누구나 마찬가지일 것이다. ADHD 치료는 완치가 목표가 아니고, 기능 장애 또는 기능 변이라고 부르는 문제를 표적으로 한다는 점을 기억해야 한다.

게다가 ADHD에 사용되는 약은 종종 중추신경자극약물이며, 약물의 화학 성분은 잘못 과량 복용시 중독을 일으킬 수 있는 특정 물질과 비슷하거나 동일하다. 차분히 있는 게 어렵고 과잉행동을 하는 데 중추신경자극약물을 사용하는 것도 역설적으로 들릴 수 있다. 하지만 ADHD의 과잉행동과 안절부절 못하는 원인을 알면 이러한 약물을 사용하는 근거는 확실하다.

앞서 기술한 바와 같이(2장 ADHD와 뇌 참조), ADHD가 있는 사람은 주의력 및 각성상태에 관여하는 뇌 부위 기능이 떨어져 있다. 그런 점에서 ADHD를 가진 사람들이 보이는 행동 문제는 끊임없이 새로운 자극이나 정보를 끌어들여서 뇌를 깨어 있게 하기 위한 자연스러운 자구책으로 해석할 수도 있다. 그래서 뇌의 특정 부분의 신호 활동을 조절하기 위해 도파민과 노르에피네프린 수치를 증가시키거나 안정시키는 약물을 사용해서 더 차분하게, 좀 더 틀에 맞게, 그리고 당면 과제에 좀 더 꾸준히 집중할 수 있게 해 준다.

"그게 맞는지 어떻게 알죠? ADHD를 위한 약을 선택하는 데 위험이나 조심해야 할 게 있나요?" ADHD가 있는 아이들의 부모로서, ADHD를 앓고 있는 성인으로서, 또는 약을 처방할 책임이 있는 의사로서 항상 이런 의문을 갖는 것이 당연하다. ADHD가 있는 소녀 또는 여성들에게 약물 사용을 결정할 때는 각 개인의 특성을 감안해서 최적, 최상의 처방으로 구성해야 한다.

다행히도 앞서 설명한 것처럼, ADHD 약물은 오래전부터 신체적으로나 정신적으로 성장기에 있는 아이들에게 사용해 본 경험이 많은 약물이라서 연구자료가 상당히 축적된 약 중의 하나이다. 한편, 이 책에서 반복해서 언급한 것처럼 이러한 연구들은 대부분 남자아이들과 남성을 대상으로 했다. 그런 점에서 ADHD 약물이 적어도 남자아이들한테는 효과적이고 안전함에 대해서 충분히 입증되었으나, 여자아이들에 대한 부분을 보완해야 할 필요도 있다. 그럼에도 불구하고, ADHD 약물은 숙련된 의사의 지시에 따라 올바른 방법으로 복용하면 효과적이고 안전하다.

자녀에게 투약을 고려하는 부모들의 공통된 의문과 걱정은 마약으로 분류되는 이러한 약물의 위험 여부이다. 예를 들면 "약에 중독되는거 아니에요?", "뇌가 점점 이상해져서 나중에 술이나 마약 같은 나쁜 물질을 남용할 가능성이 높아질 수 있지 않아요?" 등이다. 최근 연구결과들을 종합해보면 그 답은 확실히 "아니오!"이다.

ADHD를 가진 어린이와 성인은 여러 가지 이유로 ADHD가 없는 또래에 비해 물질남용 위험 가능성이 높다. 대다수 연구 결과, ADHD의 조기 진단과 올바른 약물치료는 미래의 알코올 및 약물남용에 대한 예방 효과가 확실하다. 약물치료와 관련된 잠재적 위험을 따져보는 것이 중요하듯이, 약물치료를 하지 않아서 생기는 위험에 대해서는 왜 궁금해하지 않을까? 의과학적 입장에서 우울하고 걱정스럽다.

물론 ADHD 치료제인 중추신경자극약물이 치료목적이 아닌 곳에 오용될 수 있다. 최악의 경우 남용될 수 있다. 특히 속효성 중추신경자극약물의 경우가 그렇다. 뇌에서 도파민 수치를 높이는 효능이 있는 물질들은 오락이나 기분전환용으로 잘못 이용될 잠재력을 가지고 있다. 중추신경자극약물이 마약류로 분류되는 것도 그 때문이다.

만약 속방형 ADHD 약제를 처방대로 복용하지 않거나, 부적절한 목적으로 사용하거나, 임의로 고용량을 장기간 복용한다거나 하는 경우, 오남용이나 중독 같은 해로운 부작용이 생길 수 있다. 다행히 스웨덴에서는 처방 관련 지도감독을 포함한 명확한 치료 지침 덕분에 그러한 위험에 노출될 기회를 최소화하고 있다. 명확한 치료 지침과 처방 및 후속 절차는 사람들이 이러한 종류의 문제를 겪게 될 위험을 줄이는 데 도움이 된다.[9]

---

9) 역자주: 우리나라의 경우 마약류 관리에 관한 법률, 의료법, 약사법 등에 따라 중추신경자극약물에 대한 처방 및 사후관리를 엄격히 시행하고 있음

에필로그

여성을 위한 ADHD 책이 왜 필요한가? ADHD가 있어서 평생 고통을 안고 가는 사람들인데 남녀가 무슨 상관인가? 왕따, 수치심, 낙인, 숱한 시행착오에 대한 이야기는 대부분 개인 문제 아닌가? 성별이나 문화적 맥락과 별개의 문제 아닌가? 이 질문에 대한 대답은 "맞다"이면서 "아니다"이다.

ADHD 진단은 개인별로 접근하는 게 맞다. 기능과 행동면에서 남들과 차이가 있으며(때로는 극단적으로 차이가 나고), 우리 모두 정도 차이를 경험하는 성격 특성도 포함한다. 이 진단은 살면서 경험하는 일상의 맥락에서 생각해야 한다. ADHD 환자들 중에도 개인차가 많고, ADHD라는 장애 자체도 여러 요인들과 유기적으로 연결되어 있다.

30년 전과 비교하면 ADHD 진단은 계속 늘고 있다. 미디어에서는 'ADHD 진단 인플레'라는 표현이 나오고, ADHD를 겪어 보지 못한 사람, 언론인, 각 분야 전문가 등도 주로 비판의 목소리를 내고 있다. ADHD 때문에 평생 풍파에 시달리며 살아온 사람들을 매일 만나는 나와 같은 의료인이나 관련 분야를 연구하는 과학자들 입장에서 이러한 논의는 수십 년간의 진보적이고 수준 높은 연구에 대한 모욕까지는 아니더라도 심각한 무지의 소치에 불과하다.

ADHD가 과도하게 진단될 수 있는 것은 사실이다. 이러한 현상은 정확한 병의 원인을 모르고 객관적 측정 방법이 확실하지 않을 때 발생한다. 부주의하고 자의적 진단은 항상 심각하게 잘못된 것이며, 그로 인해 가장 큰 위험을 감수하는 것은 항상 ADHD 환자 자신이다. 다른 진단으로 더 잘 설명될 수 있는 환자나 다른 증상을 ADHD로 오해하는 것은 효과적 치료를 지연시키고 불필요한 고통을 야기할 수 있다. 과잉진단의 가장 큰 위험 중 하나는 아마도 ADHD 진단 자체의 의미를 상실하고 실제만큼 심각하게 받아들여지지 않는 것이다.

ADHD를 앓고 있는 소녀나 여성들은 그들 자신과 진단에 대해 사람들이 가지고 있는 수많은 편견에 맞서야 한다. 가장 심각한 문제는 소녀들과 여성들이 제대로 진단되지 못하고 있는 것이다. 형편없는 양육, 과보호, 부모 부재, 외상, 반골기질 등이 ADHD의 원인이라는 시대에 뒤떨어지고 앞뒤가 맞지 않는 이야기들 때문에, 여전히 많은 사람들이 평생의 어려움을 설명할 수 있는 정확한 모델에 접근할 수 있는 기회를 놓치고 있다.

올바른 진단과 설명이야말로 소중하다. 진단을 받게 되면서 엉켜 있던 퍼즐 조각들이 제자리에 놓여지고, 왜 자신이 평생 그렇게 "뒤죽박죽" 행동했는지, 왜 끊임없이 같은 틀에 갇혀 살았는지, 왜 주변 사람들의 조언과 의료전문가들의 개입이 실패했는지 깨닫게 된다. 많은 소녀와 여성들이 말도 많고 탈도 많은 ADHD 진단을 받고 나면 자신에게 맞는 변화를 시도한다.

ADHD를 가진 많은 사람들이 노력과 새출발을 반복한다. 하지만 반복된 설명과 약속에도 불구하고, 주변에서 보기에 실제로 변화를 느끼지 못할 때 실수나 잘못에 대한 사과는 공허하게 들릴 수 있고, 여러분의 잠재력에 대한 믿음은 점점 약해진다. "내가 옳다고 알고 있는 것을 해 낼 수 없다면 나는 누구인가? 나의 근본적인 가치와 신념에 따라 살 수 없다면 나는 누구인가? 이렇게 빨리 마음이 바뀌는 나는 누군가? 양극단을 달리는 나는 누굴까? 사람들이 맞춰 사는 틀에 나도 맞출 날이 올까?"

신체적 과잉행동, 충동성, 정서적 불안정 문제와 더불어 자신의 에너지 수준을 조절하는 데 어려움을 겪으며 자라는 것은 소녀나 여성 환자들뿐 아니라 그들의 부모, 배우자, 친구들에게도 도전이다. 좌절에도 불구하고 이러한 막강한 힘(증상)을 통제하기 위해 계속 노력하고 용기를 잃지 않으려면 든든한 지원이 필요하다. 비록 항상 성공하지는 못하더라도 당신이 얼마나 멋진 사람인지, 얼마나 노력하고 있는지 알아야 한다. 정상 작동 컨트롤 타워와 자기 제어 시스템 단추를 가지고 태어난 다른 사람들보다 훨씬 더 열심히 노력하는 당신은 누구보다 더 부지런한 사람이라는 것도 잊지 말아야 한다.

이 책의 핵심 주제 중 하나는 여자아이들과 여성들의 ADHD를 찾아내고 그들에게 적절한 도움과 지원을 제공하는 것이 왜 그렇게 어려운가이다. 하지만 미래에는 어떨까? 20년 뒤에 이 책을 읽으면서 오늘날 ADHD가 있는 여자아이들과 여성들에 대한 지식과 그들이 처해있는 상황이 이 정도로 열악했다는 사실에 경악할 날이 올까? 그러기를 바란다.

감사의 글

저를 믿고 함께 해 준 환자들이 없었다면 이 책은 태어날 수 없었을 것입니다. 진료실에서 그들을 통해 배운 게 책이나 논문에서 읽은 것보다 훨씬 더 많습니다. 그 분들의 생각, 설명, 마음을 담아 내려고 노력했습니다. 그들과 비슷한 삶을 살았거나 경험하고 있는 분들에게 도움이 되고자 쓴 책입니다. 진심으로 감사드립니다.

솔직하고 현명하게 피드백을 해 준 친구들과 동료들에게도 감사드립니다. 책을 쓰는 데 힘을 보태주고 자기 시간을 할애해 준 여러분 덕택에 무사히 출간하게 되었습니다.

특별히 감사드리고 싶은 분들이 있습니다.

Adam Kayser, 너무 고마웠습니다. 당신의 도움이 없었더라면 스웨덴어를 영어로 번역하는 일은 불가능했을 겁니다. 함께 한 당신의 여자 친구도 그 일을 좋아했기를 바랍니다.

Ingrid Ericson과 Bjarke Larsen, 스웨덴어와 덴마크어로 출간해준 두 분에게 감사 인사드립니다. 예리하고 빠르고 직관을 가지고 융통

성있게 일하는 두 분과 함께 해서 즐거웠습니다.

Markus Heilig 교수님, 오류를 지적해주는 좋은 친구이자, 환자들의 권리와 관점을 대변하는 분이십니다. Henrik Larsson 교수님, ADHD 연구의 국제적 권위자이면서 저의 박사 과정 지도교수님, 그리고 스웨덴이 근거중심의 ADHD 연구에 기여하리라는 확신을 주신 분이십니다.

Lena Brandt는 친구이자 통계학자, 그래서 모든 통계자료와 문법까지 모든 걸 챙겨주는 고마운 존재입니다. Agneta Hellström은 친구이자 전우입니다. 그녀가 ADHD에 대해 모르는 것이 있을까요? 오랜 경험을 제게 아낌없이 알려주셔서 정말 고맙습니다. Allan Linnér 야말로 모든 이의 진정한 심리학자이자 작가입니다. 당신의 참여, 공감, 경험이야말로 책에 필요한 내용을 추리는데 꼭 필요합니다.

Elisabeth Fernell 선생은 신경발달장애의 진정한 권위자이고, ES-SENCE[1]를 대변합니다. Christin Edmark 선생은 이 책을 쓰게 된 씨앗을 뿌리고 ADHD의 삶에 대한 영감을 주셨습니다. Sophie Dow 는 '투명소녀'에 대한 근거중심의 지식을 전파하기 위해 단호하고 지칠줄 모르고 사심없는 노력을 기울이는 분입니다.

Eva Grundelius는 주의력이 뛰어나고 지식이 풍부한 분이고, 덕분에 제 부족한 수학실력 때문에 생길뻔한 심각한 실수를 만회할 수 있었습니다. 집필과정 내내 훌륭한 피드백을 준 Petra Krantz Lind-gren, Pia Rehn Bergander, Helena Kopp Kallner, 세 분에게 감사의 마

---

1) Early Symptomatic Syndromes Eliciting Neurodevelopmental Clinical Examinations

음을 전합니다. 그리고 내게 영감을 준 SMART Psykiatri의 모든 동료들, 여러분의 도움을 잊지 않을 것입니다.

엄청난 번역가이자 편집자이며, 저와 환자들의 목소리가 번역 과정에서 사라지지 않도록 환히 길을 비춰준 Alison Wheather에게 큰 고마움을 전합니다. 끝으로 내 전부인 다섯 아이들, Per, Nike, Klara, Hanna, Alexander, 그리고 남편 Filip, 부모님, 모두 고맙습니다.

역자 후기

오래 전 우연한 기회로 원저자인 Skoglund 선생을 만났을 때 우리는 ADHD에 국한되지 않고 정신과 전반에 대해 이야기를 나눴다. 그녀가 여성 ADHD 관련 책을 냈다고 연락을 해왔을 때 ADHD라는 공통분모가 있다는 것을 알게 되었다.

나는 소아청소년 ADHD는 물론 성인 환자도 오랫동안 진료하고 있다. 성인 환자가 늘면서 정신의학적 교육의 필요성을 절실하게 느끼고 일반인을 위한 책을 출간하기도 하였다.[1] 진료와 함께 성인 관련 연구를 병행하고 있음에도[2], 여성을 따로 생각한 적은 많지 않다. 일본, 대만, 한국 연구자들이 비중추신경자극제의 효과 및 안전

---

1) 나는 왜 집중하지 못하는가. 반건호. 라이프앤페이지, 2022.
2) Hong M, Kooij SJJ, et al. Validity of the Korean version of DIVA: a semi-structured diagnostic interview for adult ADHD. Neuropsychiatr Dis Treat 2020;16:2371-6.

성 연구를 한 적이 있다.[3] 당시 우리나라 연구참여자 중에 여자환자가 남자환자보다 많아서 논문심사 과정에서 논란이 된 적이 있다. 지금은 성인남녀 환자 비율이 거의 1:1이라는 점을 인지하고 있지만 논문을 발표한 2014년만 해도 매우 이례적이었기 때문이다.

우울과 불안에 대해 연구하면서 남자청소년들보다 여자청소년들에서 더 일찍, 더 많이 나타나는 이유에 대해 의문을 품었었고, 그게 여자아이들 중에 숨겨진 ADHD 때문이 아닌지 시사한 적이 있다.[4] 그래서 그녀가 번역판 이야기를 했을 때 바로 수락하였다.

번역 과정에서 문제가 생겼다. Skoglund 선생의 책이 영어가 아니고 스웨덴어로 쓰여진 것을 간과했다. 나는 원저자의 동료들이 작성한 영어판을 보면서 번역했다. 수로 중간에 돌이나 이물질이 있어서 흐름이 달라지기도 하는 것처럼 번역문에도 껄끄러운 부분들이 꽤 생겼다. 이를 예방하기 위해 원저자와 많은 이메일을 주고 받았다. 같은 정신과 의사이고 나 또한 ADHD 진료와 연구에 종사하므로 최대한 원저자의 의도를 정확하게 전달하고자 노력했지만 여전히 부족한 점이 있을 수 있다. 번역 과정에서 이중 언어를 구사하는 경희대학교병원 정신건강의학과 선제영교수의 도움으로 번역 실수

---

3) Lee SI, Song DW, Shin DW, Kim JH, Hwang JW, Park TW, et al. Efficacy and safety of atomoxetine hydrochloride in Korean adults with attention-deficit hyperactivity disorder. Asia Pac Psychiatry 2014 Dec;6(4):386-96.

4) Lee AR, Bahn GH. Trends of Mental Disorders and Treatment Continuity Predictors of New Patients in the Paediatric Psychiatry Clinic of a University Hospital. Int J Environ Res Public Health 2021 Sep 12;18(18):9613.

를 최소화했고 문맥을 바로 잡을 수 있었다. 여전히 책 내용에서 부족한 점이 있다면 전적으로 나의 역량 부족 탓이다. 독자들의 질책과 피드백이 있다면 원저자와 상의하면서 개정판을 낼 때 최대한 반영할 것이다.

번역서적이 갖는 제한점 외에도 ADHD라는 같은 병에 대한 스웨덴과 우리나라의 문화적 차이 때문에 내용 해석에 차이가 생길 수 있다. 질병을 대하는 의사의 철학에 따라 치료 진행도 달라질 수 있다.

ADHD라는 같은 병을 가지고 있더라도 남녀 사이에 차이가 있음에 착안하고 정밀하게 치료에 적용하려는 원저자의 노력과 열의에 경의를 표하며 번역작업을 했다. 원저자도 강조했지만 안타깝게도 아직 그 차이가 어디까지인지 다 밝히지 못한 부분도 많고, 차이를 알아도 적절하게 대처하고 해결할 방법을 마련하지 못한 경우도 있다. 당장은 아니더라도 지금 할 수 있는 최선을 다하고 계속 노력한다면 더 나은 미래가 열릴 것을 믿는다.

ADHD가 있는 여자아이들과 여성들, 가족, 동료들과 친지, 진료를 담당하는 관계자분들에게 도움과 위안이 되는 책이 되기를 바란다.

2023년 1월

반 건 호

추천문헌

When an Adult You Love Has ADHD by Russell A. Barkley, 2016, ISBN 9781433823084

ADHD and the Nature of Self-Control by Russell A. Barkley, 2005, ISBN 9781593852313

Executive Functions by Russell A. Barkley, 2012, ISBN 9781462505357

Females with ADHD: An expert consensus statement taking a lifespan approach providing guidance for the identification and treatment of attention-deficit/ hyperactivity disorder in girls and women by Suzan Young and colleagues BMC Psychiatry. 2020 Aug 12;20(1):404.

참고문헌

Alfonsson S, Parling T, Ghaderi A. Self-reported symptoms of adult attention deficit hyperactivity disorder among obese patients seeking bariatric surgery and its relation to alcohol consumption, disordered eating and gender. Clinical obesity. 2013;3(5):124-31.

Arcia E, Conners CK. Gender differences in ADHD? Journal of developmental and behavioral pediatrics: JDBP. 1998;19(2):77-83.

Arnett AB, Pennington BF, Willcutt EG, et al. Sex differences in ADHD symptom severity. Journal of child psychology and psychiatry, and allied disciplines. 2015;56(6):632-9.

Arnold PD, Ickowicz A, Chen S, et al. Attention-deficit hyperactivity disorder with and without obsessive-compulsive behaviours: clinical characteristics, cognitive assessment, and risk factors. Can J Psychiatry 2005;50(1):59-668.

Babinski DE, Pelham WE, Jr., Molina BS et al. Women with

Childhood ADHD: Comparisons by Diagnostic Group and Gender. Journal of psychopathology and behavioral assessment. 2011;33(4):420-9.

Bale TL, Epperson CN. Sex as a Biological Variable: Who, What, When, Why, and How. Neuropsychopharmacology. 2017;42(2):386-96.

Banaschewski T, Becker K, Scherag S, et al. Molecular genetics of attention-deficit/hyperactivity disorder: an overview. European child & adolescent psychiatry. 2010;19(3):237–57.

Barkley RA. The relevance of the still lectures to attention-deficit/ hyperactivity disorder: a commentary. J Atten Disord. 2006;10(2) 137-40.

Barkley RA, Anastopoulos AD, Guevremont DC, et al. Adolescents with attention deficit hyperactivity disorder: mother-adolescent interactions, family beliefs and conflicts, and maternal psychopathology. Journal of abnormal child psychology. 1992;20(3):263-88.

Barkley RA, Fischer M. Hyperactive Child Syndrome and Estimated Life Expectancy at Young Adult Follow-Up: The Role of ADHD Persistence and Other Potential Predictors. Journal of attention disorders. 2019 Jul;23(9):907-923.

Barkley RA, Fischer M. Hyperactive Child Syndrome and Estimated Life Expectancy at Young Adult Follow-Up: The Role of ADHD Persistence and Other Potential Predictors. Journal of attention disorders. 2019;23(9):907–23.

Barkley RA, Fischer M. Time Reproduction Deficits at Young Adult Follow-Up in Childhood ADHD: The Role of Persistence of Disorder and Executive Functioning. Developmental neuropsychology. 2019;44(1): 50-70.

Barkley RA, Fischer M, Smallish L, et al. The persistence of attention-deficit/hyperactivity disorder into young adulthood as a function of reporting source and definition of disorder. Journal of abnormal psychology. 2002;111(2):279-89.

Barkley RA, Peters H. The earliest reference to ADHD in the medical literature? Melchior Adam Weikard's description in 1775 of attention deficit (Mangel der Aufmerksamkeit, Attentio Volubilis). J Atten Disord. 2012 Nov;16(8):623-30.

Bauer NS, Ofner S, Moore C et al. Assessment of the Effects of Pediatric Attention Deficit Hyperactivity Disorder on Family Stress and Well-Being: Development of the IMPACT 1.0 Scale. Global pediatric health. 2019;6:2333794X19835645.

Bengtsdotter H, et al., Ongoing or previous mental disorders predispose to adverse mood reporting during combined oral contraceptive use. Eur J Contracept Reprod Health Care. 2018 Feb;23(1):45-51.

Biederman J, Faraone SV. The Massachusetts General Hospital studies of gender influences on attention-deficit/hyperactivity disorder in youth and relatives. The Psychiatric Clinics of North America. 2004;27(2): 225-32.

Biederman J, Faraone SV, Mick E et al. Clinical correlates of ADHD in females: findings from a large group of girls ascertained from pediatric and psychiatric referral sources. Journal of the American Academy of Child and Adolescent Psychiatry. 1999;38(8):966-75.

Biederman J, Faraone SV, Monuteaux MC, et al. Gender effects on attention-deficit/hyperactivity disorder in adults, revisited. Biological psychiatry. 2004;55(7):692-700.

Biederman J, Petty CR, O'Connor KB, Hyder LL, Faraone SV. Predictors of persistence in girls with attention deficit hyperactivity disorder: results from an 11-year controlled follow-up study. Acta psychiatrica Scandinavica. 2012;125(2):147-56.

Blachman DR, Hinshaw SP. Patterns of friendship among girls with and without attention-deficit/hyperactivity disorder. Journal of abnormal child psychology. 2002;30(6):625-40.

Bruchhage MMK, Bucci MP, Becker EBE. Cerebellar involvement in autism and ADHD. Handbook of clinical neurology. 2018;155:61-72.

Bussing R, Gary FA, Mason DM, et al. Child temperament, ADHD, and caregiver strain: exploring relationships in an epidemiological sample. J Am Acad Child Adolesc Psychiatry, 2003; 42:184-192.

Callahan BL, Bierstone D, Stuss DT, et al. Adult ADHD: Risk Factor for Dementia or Phenotypic Mimic? Frontiers in aging neuroscience. 2017;9:260.

Carlberg I. En diagnos det stormat kring Adhd i ett historiskt perspektiv. Socialstyrelsen. 2014;

Castellanos FX, Tannock R. Neuroscience of attention-deficit/hyperactivity disorder: the search for endophenotypes. Nat Rev Neurosci. 2002 Aug;3(8):617-28.

Casey BJ, Somerville LH, Gotlib IH et al. Behavioral and neural correlates of delay of gratification 40 years later. Proceedings of the National Academy of Sciences of the United States of America. 2011;108(36):14998-5003.

Castle L, Aubert RE, Verbrugge RR et al. Trends in medication treatment for ADHD. J Atten Disord. 2007;10(4):335-342.

Caye A, Swanson JM, Coghill D, Rohde LA. Treatment strategies for ADHD: an evidence-based guide to select optimal treatment. Molecular psychiatry. Mar 2019;24(3):390-408.

Chang Z, Lichtenstein P, Larsson H. The effects of childhood ADHD symptoms on early-onset substance use: a Swedish twin study. J Abnorm Child Psychol. 2012 Apr;40(3):425-435.

Chang Z, Lichtenstein P, Halldner L et al. Stimulant ADHD medication and risk for substance abuse. Journal of child psychology and psychiatry, and allied disciplines. 2014;55(8):878-85.

Charach A, Yeung E, Climans T, Lillie E.Childhood attention-deficit/hyperactivity disorder and future substance use disorders: comparative meta-analyses. J Am Acad Child Adolesc Psychiatry. 2011 Jan;50(1):9-21.

Christiansen L, Beck MM, Bilenberg N, et al. Effects of Exercise on

Cognitive Performance in Children and Adolescents with ADHD: Potential Mechanisms and Evidence-based Recommendations. Journal of clinical medicine. 2019;8(6).

Coghill DR, Banaschewski T, Soutullo C, Cottingham MG, Zuddas A. Systematic review of quality of life and functional outcomes in randomized placebo-controlled studies of medications for attention-deficit/hyperactivity disorder. European child & adolescent psychiatry. Nov 2017;26(11):1283-1307.

Coles EK, Slavec J, Bernstein M, et al. Exploring the gender gap in referrals for children with ADHD and other disruptive behavior disorders. Journal of attention disorders. 2012;16(2):101-8.

Cortese S, Moreira-Maia CR, St Fleur D, et al. Association Between ADHD and Obesity: A Systematic Review and Meta-Analysis. The American journal of psychiatry. 2016;173(1):34-43.

Cortese S, Tessari L. Attention-Deficit/Hyperactivity Disorder (ADHD) and Obesity: Update 2016. Current psychiatry reports. 2017;19(1):4.

Davids E, Krause DA, Specka M, et al. Analysis of a special consultation for attention deficit/hyperactivity disorder in adults. Gesundheitswesen. 2004 Jul;66(7):416-22.

Davis LK. Bridging Molecular Genetics and Epidemiology to Better Understand Sex Differences in Attention-Deficit/Hyperactivity Disorder. Biological psychiatry. 2018;83(12):e55-e7.

De Graaf R, Kessler RC, Fayyad J et al. The prevalence and effects of adult attention-deficit/hyperactivity disorder (ADHD) on the performance of workers: results from the WHO World Mental Health Survey Initiative. Occupational and environmental medicine. 2008;65(12):835-42.

Del Campo N, Chamberlain SR, Sahakian BJ, et al. The roles of dopamine and noradrenaline in the pathophysiology and treatment of attention-deficit/hyperactivity disorder. Biological psychiatry. 2011;69(12):e145-57.

Demontis D, Walters RK, Martin J et al. Discovery of the first genome-wide significant risk loci for attention deficit/hyperactivity disorder. Nature genetics. 2019;51(1):63-75.

Derks EM, Hudziak JJ, Boomsma DI. Why more boys than girls with ADHD receive treatment: a study of Dutch twins. Twin research and human genetics. 2007;10(5):765-70.

Dobrosavljevic M, et al., Prevalence of attention-deficit/hyperactivity disorder in older adults: A systematic review and meta-analysis. Neurosci Biobehav Rev. 2020 Nov;118:282-289.

Dorani F, et al., Prevalence of hormone-related mood disorder symptoms in women with ADHD. Journal of psychiatric research. 2021;133:10-15.

Doyle R., The history of adult attention-deficit/hyperactivity disorder Psychiatr Clin North Am 2004;27 (2) 203-14.

Dreher JC, Schmidt PJ, Kohn P, et al. Menstrual cycle phase modulates reward-related neural function in women. Proceedings of the

National Academy of Sciences of the United States of America. 2007;104(7):2465-70.

Ek U, Westerlund J, Holmberg K, et al. Self-esteem in children with attention and/or learning deficits: the importance of gender. Acta paediatrica. 2008;97(8):1125-30.

Elkins IJ, Malone S, Keyes M, et al. The impact of attention-deficit/ hyperactivity disorder on preadolescent adjustment may be greater for girls than for boys. Journal of clinical child and adolescent psychology 2011;40(4):532-45.

Elkins IJ, Saunders GRB, Malone SM, et al. Mediating pathways from childhood ADHD to adolescent tobacco and marijuana problems: roles of peer impairment, internalizing, adolescent ADHD symptoms, and gender. Journal of child psychology and psychiatry 2018;59(10):1083-93.

Faraone SV, Asherson P, Banaschewski T, et al. Attention-deficit/ hyperactivity disorder. Nature reviews Disease primers. Aug 6 2015;1:15020.

Faraone et al., The World Federation of ADHD International Con-sensus Statement: 208 Evidence-based conclusions about the disorder. Neurosci Biobehav Rev. 2021 Sep;128:789-818.

Fedele DA, Lefler EK, Hartung CM, et al. Sex differences in the manifestation of ADHD in emerging adults. Journal of attention disorders. 2012;16(2):109-17.

Franke B, Michelini G, Asherson P, et al. Live fast, die young? A review on the developmental trajectories of ADHD across the lifespan. The Journal of the European College of Neuropsychopharmacology. 2018 Oct;28(10):1059-1088

Freeman MP. ADHD and pregnancy. Am J Psychiatry. 2014 Jul;171(7):723-8.

Fuller-Thomson E, Lewis DA, Agbeyaka SK. Attention-deficit/hyperactivity disorder casts a long shadow: findings from a population-based study of adult women with self-reported ADHD. Child: care, health and development. 2016;42(6):918-27.

Fysisk aktivitet för personer med ADHD och autism. SBU 2019/403 25 oktober 2019. (In Swedish)

Gardner W, Pajer KA, Kelleher KJ, et al. Child sex differences in primary care clinicians' mental health care of children and adolescents. Arch Pediatr Adolesc Med. 2002 May;156(5):454-9.

Gaub M, Carlson CL. Gender differences in ADHD: a meta-analysis and critical review. Journal of the American Academy of Child and Adolescent Psychiatry. 1997;36(8):1036-45.

Gershon J. A meta-analytic review of gender differences in ADHD. Journal of attention disorders. 2002;5(3):143-54.

Ghosh E, Nilsson KW, Isaksson J. Own-gender bias in school staff's recognition of children with ADHD. Acta paediatrica. 2019;108(6):1165-6.

Gillberg C. The ESSENCE in child psychiatry: Early Symptomatic Syndromes Eliciting Neurodevelopmental Clinical Examinations.

Res Dev Disabil. 2010 Nov-Dec;31(6):1543-51.

Gillberg C, Gillberg IC, Rasmussen P et al. Co-existing disorders in ADHD –implications for diagnosis and intervention. European child & adolescent psychiatry. 2004;13 Suppl 1:I80-92.

Goodman DW, et al., Clinical Presentation, Diagnosis and Treatment of Attention-Deficit Hyperactivity Disorder (ADHD) in Older Adults: A Review of the Evidence and its Implications for Clinical Care. Drugs Aging. 2016 Jan;33(1):27-36.

Gogtay N, Giedd JN, Lusk L et al. Dynamic mapping of human cortical development during childhood through early adulthood. Proceedings of the National Academy of Sciences of the United States of America. 2004;101(21):8174-9.

Graetz BW, Sawyer MG, Baghurst P. Gender differences among children with DSM-IV ADHD in Australia. Journal of the American Academy of Child and Adolescent Psychiatry. 2005;44(2):159-68.

Grevet EH, Bau CH, Salgado CA et al. Lack of gender effects on subtype outcomes in adults with attention-deficit/hyperactivity disorder: support for the validity of subtypes. European archives of psychiatry and clinical neuroscience. 2006;256(5):311-9.

Guldberg-Kjar T, Johansson B. Old people reporting childhood AD/HD symptoms: retrospectively self-rated AD/HD symptoms in a population-based Swedish sample aged 65–80. Nordic journal of psychiatry. 2009;63(5):375-82.

Guldberg-Kjär T, et al., ADHD symptoms across the lifespan in a population-based Swedish sample aged 65 to 80. Int Psychogeriatr. 2013 Apr;25(4):667-75

Guntuku SC, Ramsay JR, Merchant RM, et al. Language of ADHD in Adults on Social Media. Journal of attention disorders. 2017:1087054717738083.

Gur RC, Richard J, Calkins ME et al. Age group and sex differences in performance on a computerized neurocognitive battery in children age 8–21. Neuropsychology. 2012;26(2): 251–65.

Hallberg U, Klingberg G, Reichenberg K et al. Living at the edge of one's capability: Experiences of parents of teenage daughters diagnosed with ADHD. International Journal of Qualitative Studies on Health and Well-being. 2008; 52-58.

Hasson R, Fine JG. Gender differences among children with ADHD on continuous performance tests: a meta-analytic review. J Atten Disord. 2012 Apr;16(3):190-8.

Hatta T, Nagaya K. Menstrual cycle phase effects on memory and Stroop task performance. Archives of sexual behavior. 2009;38(5):821-7.

Hebb DO. The organization of behavior: A Neuropsychological Theory. Wiley and Sons, New York 1949.; 1949.

Heide M, Huttner WB, Mora-Bermudez F. Brain organoids as models to study human neocortex development and evolution. Current opinion in cell biology. 2018;55:8-16.

Heilig M. Hon, han och hjärnan: Natur & Kultur; 2018. (In Swedish).

Henry E, Jones SH. Experiences of older adult women diagnosed with attention deficit hyperactivity disorder. Journal of women and aging. 2011;23(3):246-62.

Hinshaw SP. Preadolescent girls with attention-deficit/hyperactivity disorder: I. Background characteristics, comorbidity, cognitive and social functioning, and parenting practices. Journal of consulting and clinical psychology. 2002;70(5):1086-98.

Hinshaw SP, Owens EB, Zalecki C et al. Prospective follow-up of girls with attention-deficit/ hyperactivity disorder into early adulthood: continuing impairment includes elevated risk for suicide attempts and self-injury. Journal of consulting and clinical psychology. 2012;80(6):1041–51.

Hofmeister S, Bodden S. Premenstrual Syndrome and Premenstrual Dysphoric Disorder. American family physician. 2016;94(3):236-40.

Hoogman M, Bralten J, Hibar DP, et al. Subcortical brain volume differences in participants with attention deficit hyperactivity disorder in children and adults: a cross-sectional mega-analysis. The Lancet Psychiatry. Apr 2017;4(4):310-319.

Hosain GM, Berenson AB, Tennen H, et al. Attention deficit hyperactivity symptoms and risky sexual behavior in young adult women. Journal of women's health. 2012;21(4):463-8.

Hvolby A. Associations of sleep disturbance with ADHD: implications for treatment. Attention deficit and hyperactivity disorders.

2015;7(1):1-18.

Ingalhalikar M, Smith A, Parker D et al. Sex differences in the structural connectome of the human brain. Proceedings of the National Academy of Sciences of the United States of America. 2014;111(2):823-8.

Instanes JT, Klungsoyr K, Halmoy A et al. Adult ADHD and Comorbid Somatic Disease: A Systematic Literature Review. Journal of attention disorders. 2018;22(3):203-28.

Jiang HY, et al., Maternal and neonatal outcomes after exposure to ADHD medication during pregnancy: A systematic review and meta-analysis. Pharmacoepidemiol Drug Saf. 2019 Mar;28(3):288-295.

Joel D, Berman Z, Tavor I et al. Sex beyond the genitalia: The human brain mosaic. Proceedings of the National Academy of Sciences of the United States of America. 2015;112(50):15468-73.

Justice AJ, de Wit H. Acute effects of d-amphetamine during the follicular and luteal phases of the menstrual cycle in women. Psychopharmacology. 1999;145(1):67-75.

Justice AJ, de Wit H. Acute effects of estradiol pretreatment on the response to d-amphetamine in women. Neuroendocrinology. 2000;71(1):51-9.

Kahneman D. Thinking, Fast and Slow. Farrar: Strauss and Giroux, New York; 2011.

Kaisari P, Dourish CT, Rotshtein P, et al. Associations Between Core

Symptoms of Attention Deficit Hyperactivity Disorder and Both Binge and Restrictive Eating. Frontiers in psychiatry. 2018;9:103.

Keltner NL, Taylor EW. Messy purse girls: adult females and ADHD. Perspectives in psychiatric care. 2002;38(2):69-72.

Kessler RC, Adler L, Barkley R et al. The prevalence and correlates of adult ADHD in the United States: results from the National Co-morbidity Survey Replication. The American journal of psychiatry. 2006;163(4):716-23.

Kessler RC, Adler LA, Barkley R et al. Patterns and predictors of attention-deficit/hyperactivity disorder persistence into adulthood: results from the national comorbidity survey replication. Biological psychiatry. 2005;57(11):1442-51.

Klengel T, Binder EB. Epigenetics of Stress-Related Psychiatric Disorders and Gene x Environment Interactions. Neuron. 2015;86(6):1343-57.

Kok FM, Groen Y, Fuermaier AB, Tucha O. Problematic Peer Functioning in Girls with ADHD: A Systematic Literature Review. PloS one. 2016;11(11):e0165119.

Kooij JJ, Michielsen M, Kruithof H, et al. ADHD in old age: a review of the literature and proposal for assessment and treatment. Expert review of neurotherapeutics. 2016;16(12):1371-81.

Kopp S. Girls with social and/or attention impairments. Doctoral Thesis. Göteborgs universitet, 2010.

Kopp S, Gillberg C. Swedish child and adolescent psychiatric out-patients--a five-year cohort. European child & adolescent psychiatry. Jan 2003;12(1):30-5.

Kopp S, Hellgren, L., Pettersson, A., Rehnqvist, N. & Thelander, S.. ADHD hos Flickor. En Inventering av Det Vetenskapliga Underlaget. 2005.

Kopp S. https://gillberg.blogg.gu.se/2019/11/04/adhd-hos-flickorensammanstallning- av-kunskapsutvecklingen-under-aren-2000-2010-av-svenny-kopp/ (In Swedish)

Kopp S, Kelly KB, Gillberg C. Girls with social and/or attention deficits: a descriptive study of 100 clinic attenders. Journal of attention disorders. 2010;14(2):167-81.

Kuja-Halkola R, Lind Juto K, Skoglund C, et al. Do borderline personality disorder and attention-deficit/hyperactivity disorder co-aggregate in families? A population-based study of 2 million Swedes. Molecular psychiatry. 2021 Jan;26(1):341-349.

Kuppers E, Ivanova T, Karolczak M, et al. Estrogen: a multifunctional messenger to nigrostriatal dopaminergic neurons. Journal of neurocytology. 2000;29(5–6):375-85.

Kurz S, Schoebi D, Dremmel D, et al. Satiety regulation in children with loss of control eating and attention-deficit/ hyperactivity disorder: A test meal study. Appetite. 2017;116:90-8.

Lahey BB, Applegate B, McBurnett K et al. DSM-IV field trials for attention deficit hyperactivity disorder in children and adolescents. The American Journal of Psychiatry. 1994;151(11):1673-85.

Lahey BB, Hartung CM, Loney J, et al. Are there sex differences in the predictive validity of DSM-IV ADHD among younger children? Journal of clinical child and adolescent psychology: the official journal for the Society of Clinical Child and Adolescent Psychology, American Psychological Association, Division 53. 2007;36(2):113–26.

Larsson, H., Anckarsater, H., Rastam, M., Chang, Z., & Lichtenstein, P. (2012). Childhood attention-deficit hyperactivity disorder as an extreme of a continuous trait: a quantitative genetic study of 8,500 twin pairs. Journal of Child Psychology and Psychiatry, 53, 73-80.

Larsson H, Asherson P, Chang Z, Ljung T, Friedrichs B, Larsson JO, et al. (2013): Genetic and environmental influences on adult attention deficit hyperactivity disorder symptoms: A large Swedish populationbased study of twins. Psychol Med 43:197-207.

Lui JH, Hansen DV, Kriegstein AR. Development and evolution of the human neocortex. Cell. 2011;146(1):18-36.

Lundin C., et al., . Hormonal contraceptive use and risk of depression among young women with attention deficit hyperactivity disorder. J Am Acad Child Adolesc Psychiatry 2022 Oct 31 [in Press]

Läkemedelsverket https://lakemedelsverket.se/upload/halso-och-sjukvard/behandlingsrekommendationer/Lakemedel_vid_adhd_behandlingsrekommendation.pdf (In Swedish)

Marangoni C, De Chiara L, Faedda GL. Bipolar disorder and

ADHD:comorbidity and diagnostic distinctions. Curr Psychiatry Rep. 2015 Aug;17(8):604.

Matthies SD, Philipsen A. Common ground in Attention Deficit Hyperactivity Disorder (ADHD) and Borderline Personality Disorder (BPD)-review of recent findings. Borderline personality disorder and emotion dysregulation. 2014;1:3.

McAllister-Williams RH et al. J Psychopharmacol. endorsed by the British Association for Psychopharmacology. British Association for Psychopharmacology consensus guidance on the use of psychotropic medication preconception, in pregnancy and postpartum. J Psychopharmacol. 2017 May;31(5):519-552.

McCarthy MM. Estradiol and the developing brain. Physiological reviews. 2008;88(1):91–124.

McCarthy MM. The two faces of estradiol: effects on the developing brain. The Neuroscientist: a review journal bringing neurobiology, neurology and psychiatry. 2009;15(6):599-610.

Miquel M, Nicola SM, Gil-Miravet I, Guarque-Chabrera J, Sanchez-Hernandez A. A Working Hypothesis for the Role of the Cerebellum in Impulsivity and Compulsivity. Front Behav Neurosci. 2019 May 7;13:99.

Mikami AY, Lorenzi J. Gender and conduct problems predict peer functioning among children with attention-deficit/hyperactivity disorder. Journal of clinical child and adolescent psychology: the official journal for the Society of Clinical Child and Adolescent

Psychology, American Psychological Association, Division 53. 2011;40(5):777-86.

Milioni AL, Chaim TM, Cavallet M et al. High IQ May "Mask" the Diagnosis of ADHD by Compensating for Deficits in Executive Functions in Treatment-Naïve Adults With ADHD. J Atten Disord. 2017 Apr;21(6):455-464.

Mischel W, Ebbesen EB, Zeiss AR. Cognitive and attentional mechanisms in delay of gratification. Journal of personality and social psychology. 1972;21(2):204-18.

Mischel W, Shoda Y, Rodriguez MI. Delay of gratification in children. Science. 1989;244(4907):933-8.

Mowlem F, et al., Do different factors influence whether girls versus boys meet ADHD diagnostic criteria? Sex differences among children with high ADHD symptoms. Psychiatry Res. 2018;2019(272):765-73

Mowlem FD, et al., Sex differences in predicting ADHD clinical diagnosis and pharmacological treatment. Eur Child Adolesc Psychiatry. 2019;28:481-9

Mulraney M, Giallo R, Efron D, et al. Maternal postnatal mental health and offspring symptoms of ADHD at 8–9 years: pathways via parenting behavior. European child & adolescent psychiatry. 2019;28(7):923-32.

Nadeau KG QP. Understanding Women with ADHD: Silver Spring, MD: Advantage Books; 2002.

Nazar BP, de Sousa Pinna CM, Suwwan R et al. ADHD Rate in Obese Women With Binge Eating and Bulimic Behaviors From a Weight-Loss Clinic.Journal of attention disorders. 2016;20(7):610-6.

Nazar BP, Pinna CM, Coutinho G et al. Review of literature of attention-deficit/ hyperactivity disorder with comorbid eating disorders. Braz J Psychiatry. 2008;30(4):384-9.

Nigg JT. Attention-deficit/hyperactivity disorder and adverse health outcomes. Clinical psychology review. 2013;33(2):215-28.

Nilsson I, Nilsson-Lundmark E. ADHD ur ett socioekonomiskt perspektiv. Socialmedicinsk tidskrift 3/2013. (In Swedish)

Novik TS, Hervas A, Ralston SJ et al. Influence of gender on attention-deficit/hyperactivity disorder in Europe – ADORE. European child & adolescent psychiatry. 2006;15 Suppl 1:I15-24.

Nussbaum NL. ADHD and female specific concerns: a review of the literature and clinical implications. Journal of attention disorders. 2012;16(2):87-100.

Ohan JL, Johnston C. Gender appropriateness of symptom criteria for attention-deficit/hyperactivity disorder, oppositional-defiant disorder, and conduct disorder. Child psychiatry and human development. 2005;35(4):359-81.

Ohan JL, Visser TA. Why is there a gender gap in children presenting for attention deficit/hyperactivity disorder services? Journal of clinical child and adolescent psychology. 2009;38(5):650-60.

Öqvist A. Skolvardagens genusdramaturgi. . Luleå tekniska universitet; 2009.

Ostergaard SD, Dalsgaard S, Faraone SV, Munk-Olsen T, Laursen TM. Teenage Parenthood and Birth Rates for Individuals With and Without Attention-Deficit/Hyperactivity Disorder: A Nationwide Cohort Study. Journal of the American Academy of Child and Adolescent Psychiatry. Jul 2017;56(7):578-584 e3.

Parker JG, Asher SR. Peer relations and later personal adjustment: are low accepted children at risk? Psychol Bull. 1987 Nov;102(3):357-89.

Petrovic P. Känslostormar: Natur & Kultur; 2015. (In Swedish)

Pisecco S, et al., The Effect of Child Characteristics on Teachers' Acceptability of Classroom-Based Behavioral Strategies and Psychostimulant Medication for the Treatment of ADHD. J Clin Child Psychol. 2001;30:413-21.

Polanczyk GV, Willcutt EG, Salum GA, Kieling C, Rohde LA. ADHD prevalence estimates across three decades: an updated systematic review and meta-regression analysis. International journal of epidemiology. Apr 2014;43(2):434-42.

Quinn PO. Treating adolescent girls and women with ADHD: gender-specific issues. Journal of clinical psychology. 2005;61(5):579-87.

Quinn PO, Madhoo M. A review of attention-deficit/hyperactivity disorder in women and girls: uncovering this hidden diagnosis. The primary care companion for CNS disorders. 2014;16(3):PCC.13r01596.

Quinn P, Wigal S. Perceptions of girls and ADHD: results from a national survey. MedGenMed. 2004;6(2):2.

Rasmussen K, Levander S. Untreated ADHD in adults: are there sex differences in symptoms, comorbidity, and impairment? Journal of attention disorders. 2009;12(4):353-60.

Riccardi P, Zald D, Li R et al. Sex differences in amphetamine-induced displacement of [(18)F]fallypride in striatal and extrastriatal regions: a PET study. The American journal of psychiatry. 2006;163(9):1639-41.

Roberts B, Eisenlohr-Moul T, Martel MM. Reproductive steroids and ADHD symptoms across the menstrual cycle. Psychoneuroendocrinology. 2018;88:105-14.

Robison RJ, Reimherr FW, Marchant BK, et al. West SA. Gender differences in 2 clinical trials of adults with attention-deficit/ hyperactivity disorder:a retrospective data analysis. The Journal of clinical psychiatry. 2008;69(2):213-21.

Rucklidge J, Brown D, Crawford S, et al. Attributional styles and psychosocial functioning of adults with ADHD: practice issues and gender differences. Journal of attention disorders. 2007;10(3):288-98.

Rucklidge J, Tannock R. Psychiatric, psychosocial, and cognitive functioning of female adolescents with ADHD. Journal of the American

Academy of Child and Adolescent Psychiatry. 2001;40(5):530-40.

Sanchez M, Lavigne R, Romero JF, et al. Emotion Regulation in Participants Diagnosed With Attention Deficit Hyperactivity Disorder, Before and After an Emotion Regulation Intervention. Frontiers in psychology. 2019;10:1092.

SBU ADHD hos flickor, en inventering av det vetenskapliga underlaget. Rapport nr 174, 2005. (In Swedish)

SBU Fysisk aktivitet för personer med ADHD och autism 2019/403 25 oktober 2019. (In Swedish).

Sciberras E, Lucas N, Efron D, et al. Health Care Costs Associated With Parent-Reported ADHD: A Longitudinal Australian Population-Based Study. Journal of attention disorders. 2017;21(13):1063–72.

Sciutto MJ, et al., Effects of child gender and symptom type on referrals for ADHD by elementary school teachers. J Emot Behav Disord. 2004;12:247-53.

Semeijn EJ, et al., Lifetime stability of ADHD symptoms in older adults. Atten Defic Hyperact Disord 8(1):13–20.

SFBUP Riktlinje ADHD http://www.sfbup.se/vardprogram/riktlinje-adhd/(In Swedish).

Skogli EW, Teicher MH, Andersen PN, et al. ADHD in girls and boys-gender differences in co-existing symptoms and executive function measures. BMC psychiatry. 2013;13:298.

Skoglund C, Chen Q, D'Onofrio BM, et al. Familial confounding of the association between maternal smoking during pregnancy and ADHD in offspring. Journal of Child Psychology and Psychiatry 2014; 55:1 61–68

Skoglund C, Chen Q, Franck J, et al. Attention-Deficit/Hyperactivity Disorder and Risk for Substance Use Disorders in Relatives. Biological Psychiatry 2015; 77:880–886

Skoglund C, Kopp Kallner H, Skalkidou A et al. Association of Attention-Deficit/Hyperactivity Disorder With Teenage Birth Among Women and Girls in Sweden. JAMA network open. 2019;2(10):e1912463.

Sonuga-Barke EJ, Castellanos FX. Spontaneous attentional fluctuations in impaired states and pathological conditions: a neurobiological hypothesis. Neuroscience and biobehavioral reviews. 2007;31(7):977-86.

Spencer TJ, Faraone SV, Tarko L, et al. Attention-deficit/hyperactivity disorder and adverse health outcomes in adults. The Journal of nervous and mental disease. 2014;202(10):725–31.

Socialstyrelsen. https://www.socialstyrelsen.se/globalassets/sharepoint-dokument/artikelkatalog/ovrigt/2015-4-14.pdf (In Swedish)

Sundstrom-Poromaa I, et al., Progesterone - Friend or foe? Front Neuroendocrinol. Oct 2020;59:100856.

Surman CBH, Goodman DW. Is ADHD a valid diagnosis in older adults? Atten Defic Hyperact Disord. 2017 Sep;9(3):161-16.

Svedlund NE, Norring C, Ginsberg Y, et al. Symptoms of Attention

Deficit Hyperactivity Disorder (ADHD) among adult eating disorder patients. BMC psychiatry. 2017;17(1):19.

Thapar A, Cooper M, Eyre O, et al. What have we learnt about the causes of ADHD? Journal of child psychology and psychiatry, and allied disciplines. 2013;54(1):3-16.

Thurber JR, Heller TL, Hinshaw SP. The social behaviors and peer expectation of girls with attention deficit hyperactivity disorder and comparison girls. J Clin Child Adolesc Psychol. 2002 Dec;31(4):443-52.

van Renburg, K. & Arif, M. The Language of ADHD and its relevance in the diagnostic process. 7th Wold Congress on ADHD, Lisbon-25th April 2019.

Verlaet AA, Noriega DB, Hermans N, et al. Nutrition, immunological Mechanisms and dietary immunomodulation in ADHD. European child & adolescent psychiatry. 2014;23(7):519-29.

Volkow ND, Wang GJ, Newcorn JH et al. Motivation deficit in ADHD is associated with dysfunction of the dopamine reward pathway. Molecular psychiatry. 2011;16(11):1147-54.

Volkow ND, Wang GJ, Newcorn J et al. Depressed dopamine activity in caudate and preliminary evidence of limbic involvement in adults with attention-deficit/hyperactivity disorder. Archives of general psychiatry. 2007;64(8):932-40.

Voskuhl R, Klein S. Sex is a biological variable-in the brain too. Nature. 2019;568(7751):171.

Waite R. Women with ADHD: it is an explanation, not the excuse du jour. Perspectives in psychiatric care. 2010;46(3):182-96.

Wang LJ, Chou MC, Chou WJ et al. Potential role of pre- and postnatal testosterone levels in attention-deficit/hyperactivity disorder: is there a sex difference? Neuropsychiatric disease and treatment. 2017;13:1331-9.

Weber, MT, et al., Cognition and mood in perimenopause: a systematic review and meta-analysis. J Steroid Biochem Mol Biol 2014 Jul;142:90-8.

Wehmeier PM, Schacht A, Escobar R, et al. Health-related quality of life in ADHD: a pooled analysis of gender differences in five atomoxetine trials. Attention deficit and hyperactivity disorders. 2012;4(1):25-35.

Weibel S, Jermann F, Weiner L et al. Insomnia in adult attention-deficit/hyperactivity disorder: A comparison with borderline personality disorder population in a clinical setting and control participants. Comprehensive psychiatry. 2017;76:119-28.

White TL, Justice AJ, de Wit H. Differential subjective effects of D-amphetamine by gender, hormone levels and menstrual cycle phase. Pharmacology, biochemistry, and behavior. 2002;73(4):729-41.

Williamson D, Johnston C. Gender differences in adults with attention-deficit/hyperactivity disorder: A narrative review. Clinical psychology review. 2015;40:15-27.

Wynchank D, Bijlenga D, Beekman AT, et al. Adult Attention-Defi-

cit/Hyperactivity Disorder (ADHD) and Insomnia: an Update of the Literature. Current psychiatry reports. 2017;19(12):98.

Wynchank D, Bijlenga D, Kooij JJS. Inflammation, Sleep and ADHD. J Clin Sleep Med. 2018;14(6):1083.

Wynchank D, Ten Have M, Bijlenga D et al. The Association Between Insomnia and Sleep Duration in Adults With Attention-Deficit Hyperactivity Disorder: Results From a General Population Study. J Clin Sleep Med. 2018;14(3):349-57.

Young S, Heptinstall E, Sonuga-Barke EJ, et al. The adolescent outcome of hyperactive girls: self-report of psychosocial status. Journal of child psychology and psychiatry, and allied disciplines. 2005;46(3):255-62.

Young S, et al. Females with ADHD: An expert consensus statement taking a lifespan approach providing guidance for the identification and treatment of attention-deficit/ hyperactivity disorder in girls and women. BMC Psychiatry 2020 Aug 12;20(1):404.